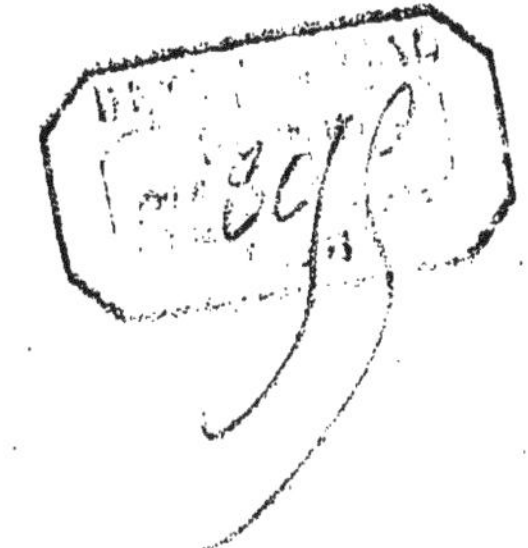

CONTRIBUTIONS

A L'ÉTUDE

DES LÉSIONS TRAUMATIQUES DE LA BASE DU CRANE

PLAIES ET FRACTURES DE LA PORTION MASTOÏDIENNE

DU TEMPORAL

ÉLECTRIFICATION

PAR LA

[illegible]

[illegible]

DU TEMPORAL

CONTRIBUTIONS A L'ÉTUDE

DES

LÉSIONS TRAUMATIQUES

DE LA

BASE DU CRANE

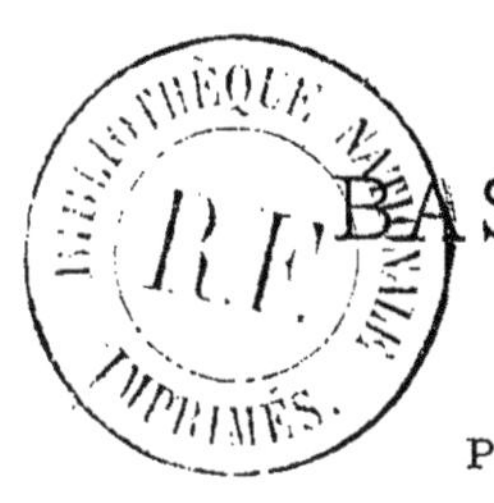

PLAIES ET FRACTURES

DE LA

PORTION MASTOÏDIENNE DU TEMPORAL

PAR

Le Dr Léon BOULLET,

Ancien externe et interne provisoire en médecine et en chirurgie
des hôpitaux de Paris,
Médaille de bronze de l'Assistance publique (1876).

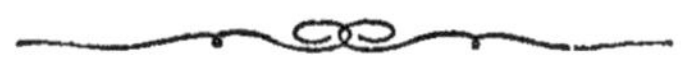

PARIS

V. A. DELAHAYE ET Cie, LIBRAIRES-ÉDITEURS

Place de l'École-de-Médecine.

—

1878

INTRODUCTION.

Quand on cherche dans les auteurs, aussi bien dans les traités généraux de pathologie chirurgicale que dans les traités spéciaux, quand on cherche, disons-nous, ce qu'il y a d'écrit sur les lésions traumatiques de la portion mastoïdienne du temporal, on est frappé du silence presque général qui règne sur cette question.

Les guerres de la fin du XVIIIe siècle et celles du premier Empire avaient fourni de nombreux matériaux à la chirurgie française. Les travaux que nous ont laissé Percy (1), Larrey (2), sont de précieux recueils où sont accumulés une immense quantité de faits intéressants, que ces chirurgiens ont eu l'occasion d'observer. On y trouve, entre autres, plusieurs cas de plaies ou fractures de la portion mastoïdienne du temporal ; mais ces faits sont noyés au milieu d'observations les plus diverses.

Dupuytren, dans ses *Leçons orales sur les armes à feu* (3), consacre un chapitre spécial aux fractures de l'apophyse mastoïde ; il fait remarquer que ces fractures peuvent être complètes ou incomplètes, simples ou comminutives, et qu'elles peuvent se compliquer de corps étrangers.

Pour Roche et Sanson, « ce serait s'exposer à de trop nombreuses répétitions que de vouloir étudier isolément les fractures de chacun des os du crâne en particulier ; les causes en sont les mêmes, les symptômes et accidents consécutifs sont semblables ; enfin, le traitement ne diffère

---

(1) Percy. Manuel du chirurgien d'armée, 1792.
(2) Larrey. Mémoires de chirurgie militaire.
(3) Dupuytren. Leçons orales de clinique chirurgicale, t. VI, p. 186.

en aucune manière : l'histoire d'une de ces lésions est donc celle de toutes les autres (1). »

Nélaton (2) se contente de rapporter une observation de Dupuytren, sans la faire précéder ni suivre d'aucune réflexion.

Les auteurs du *Compendium*, Malgaigne (3), Vidal (de Cassis) (4), et beaucoup d'autres auteurs qu'il serait trop long de citer, gardent un silence complet sur ce sujet.

M. S. Duplay (5) consacre bien un chapitre aux affections de l'apophyse mastoïde, mais il « laisse de côté les lésions traumatiques qui se limitent bien rarement à cette région. »

Du reste, les traités étrangers ne sont pas plus explicites sur cette question : nous n'avons trouvé aucun renseignement ni dans le Traité de Hamilton (6), ni dans l'ouvrage publié par T. Holmes (7).

Enfin, en 1875, paraît un article de M. Poinsot (8), qui, traitant des affections de la région mastoïdienne, décrit d'une manière spéciale les fractures de l'apophyse mastoïde. C'est d'ailleurs le seul travail où la question ait été un peu traitée : mais elle n'y est guère qu'ébauchée.

Si l'on joint à cela quelques observations publiées de divers côtés, quelques présentations et discussions dans des sociétés savantes, on aura connaissance de tous les matériaux que nous avons pu recueillir sur ce sujet.

Nous avons cru cependant que les lésions traumatiques

(1) Roche et Sanson. Nouv. élém. de pathol. médico-chirurgicale, t . II, p. 154. Paris, 1837.

(2) Nélaton. Traité de pathol. ext., t. II, p. 323.

(3) Malgaigne. Traité des fractures et luxations.

(4) Vidal (de Cassis). Traité de pathologie externe.

(5) Follin et Duplay. Traité de pathol. ext., t. IV, pr 163.

(6) Hamilton. On dislocations and fractures. London, 1872.

(7) A system of surgery edited by T. Holmes, 2° édit., t. II, 1870.

(8) Poinsot. Nouveau Diction. de méd. et de chir. pratique, t XXI, p. 728.

de la portion mastoïdienne du temporal méritaient une étude plus complète et plus étendue. Ses plaies et ses fractures, entre autres, diffèrent à plusieurs points de vue importants des lésions analogues qui peuvent intéresser les autres os du crâne, et nous ne pouvons dire, avec Roche et Sanson, que les causes sont les mêmes, que les symptômes et accidents consécutifs sont semblables et que le traitement ne diffère en aucune manière.

« Il est bon d'être prévenu, dit Legouest, que certaines régions du crâne peuvent être atteintes de fractures avec enfoncement et mobilité des fragments, sans que la lésion ait pénétré presque dans l'intérieur de la cavité : tels sont l'arcade orbitaire, l'apophyse mastoïde et les sinus frontaux (1). » C'est déjà un point remarquable de ces lésions, et qui suffirait à lui seul pour prouver qu'elles méritaient une description à part.

Mais ce n'est pas tout. La portion mastoïdienne du temporal présente une structure celluleuse toute particulière, et, par l'intermédiaire de ses sinus aérifères, elle se trouve en communication directe avec l'oreille moyenne ; dispositions qui doivent a priori imprimer à ces lésions un cachet spécial.

Enfin, on a observé dans ces plaies et fractures des phénomènes très-intéressants, particuliers à la région, et dont la connaissance étiologique peut avoir une grande importance pour le diagnostic des lésions traumatiques du crâne. Tels sont l'otorrhagie, l'ecchymose mastoïdienne, la surdité, la pneumatocèle du crâne, etc.

Telles sont les raisons qui nous ont décidé à choisir l'étude des plaies et fractures de la portion mastoïdienne du temporal pour le sujet de notre thèse inaugurale.

Nous avons été conduit à faire des recherches dans cette voie par un cas de fracture complète de l'apophyse

(1) Legouest. Chirurgie d'armée, 2ᵉ édit., p. 217.

mastoïde que nous avons eu l'occasion d'observer, tout récemment, dans la clientèle de notre frère, le D' Louis Boullet.

Les faits qui ont rapport à cette question sont excessivement rares. Malgré les longues recherches que nous avons entreprises à ce sujet, nous n'avons pu réunir que *vingt-six* observations, et encore parmi celles-ci en est-il plusieurs qui sont rapportées avec un tel laconisme qu'elles pourraient tout au plus servir pour une statistique. La pénurie de documents se fait surtout sentir pour les fractures complètes de l'apophyse mastoïde : la science paraît n'en posséder que deux cas. Nous avons essayé de suppléer à cette insuffisance, en instituant quelques expériences sur le cadavre, dont on trouvera la relation à la fin de notre travail.

On se demandera peut-être pourquoi nous avons traité simultanément des plaies et des fractures de la portion mastoïdienne du temporal. Primitivement, notre intention était, en effet, de n'étudier que les fractures de cette partie osseuse ; mais, comme le fait observer Gerdy : « Les fractures par armes à feu, par projectiles de guerre, méritent autant le nom de plaies des os que celui de fractures » (1), et nous avons été amené ainsi à élargir un peu le cadre de notre travail.

Nous aurions pu adopter comme titre : Plaies et Fractures de l'apophyse mastoïde, car les auteurs de pathologie chirurgicale semblent comprendre sous ce nom toute la portion mastoïdienne du temporal. On sait que l'apophyse en forme, il est vrai, la plus grande partie ; mais elle ne la constitue pas en totalité. Aussi avons-nous cru devoir adopter comme titre définitif : *Essai sur les plaies et fractures de la portion mastoïdienne du temporal.*

____

(1) Gerdy. Recherches sur les maladies des organes du mouvement. Paris, 1855, p. 443.

DIVISION DU SUJET.

Il nous a paru utile de placer au début de ce travail quelques considérations anatomiques; car la connaissance exacte de la configuration, des rapports, de la structure, et du développement de la portion mastoïdienne du temporal, est très-importante pour le sujet que nous avons à traiter. Nous nous sommes d'ailleurs borné dans ce court aperçu anatomique à rappeler les points les plus saillants, en insistant toutefois sur certaines parties qui ont un rapport direct avec la question qui nous occupe.

Puis, nous aborderons l'étude des plaies et fractures. Cette étude comprendra quatre chapitres.

Dans le chapitre premier, nous traiterons de quelques phénomènes particuliers, soit parce qu'ils peuvent se montrer aussi bien à la suite des plaies qu'à la suite des fractures, soit parce que nous avons pensé qu'ils méritaient d'être exposés d'une manière spéciale.

Les plaies feront le sujet du chapitre second.

Dans le chapitre troisième, les fractures incomplètes seront étudiées.

Enfin, dans le quatrième et dernier chapitre, nous nous occuperons des fractures complètes de l'apophyse mastoïde : cette partie du sujet étant la plus intéressante et la moins connue, nous y insisterons d'une manière toute particulière.

Après, viendront les pièces justificatives : d'abord les observations, puis la relation de nos expériences cadavériques.

Qu'il nous soit permis, en terminant, de rappeler à nos juges que notre travail n'est qu'un *Essai*, et que, comme tel, il réclame toute leur bienveillance et toute leur indulgence.

CONTRIBUTIONS

A L'ÉTUDE DES

LÉSIONS TRAUMATIQUES

DE LA BASE DU CRANE

PLAIES ET FRACTURES DE LA PORTION MASTOÏDIENNE DU TEMPORAL

CONSIDÉRATIONS ANATOMIQUES.

L'os temporal est formé de trois parties assez bien distinctes :

1° Une partie supérieure ou portion écailleuse ;

2° Une partie interne ou portion pétrée, portion pétreuse, portion pyramidale, ou simplement rocher.

3° Une partie postérieure ou mastoïdienne, la seule dont nous ayons à nous occuper.

Conformation extérieure. — La portion mastoïdienne du temporal est aplatie de dehors en dedans, assez épaisse, et caractérisée par l'apophyse mastoïde qui la termine inférieurement.

On peut lui considérer trois parties : deux faces (l'une interne et l'autre externe) et une circonférence.

La face externe est constituée en grande partie par l'apophyse mastoïde, mais non uniquement par celle-ci. Cette face est limitée en haut par la branche ou racine antéro-postérieure de l'apophyse zygomatique ; en avant, par un sillon qui semble avoir été tracé avec la pointe d'une aiguille (Sappey) et qui répond à la soudure des deux parties primitivement indépendantes. Ce sillon, qui la sépare du conduit auditif externe, est d'autant plus accusé qu'on l'examine sur un point plus inférieur : il est d'abord verticalement descendant, puis se recourbe assez brusquement et se dirige en dedans pour se terminer au niveau du trou stylo-mastoïdien, où s'engage l'artère stylo-mastoïdienne et d'où émerge le nerf facial.

On trouve sur cette face externe, outre l'origine de l'empreinte demi-circulaire, de nombreux pertuis vasculaires plus ou moins volumineux, plus ou moins irrégulièrement disséminés : l'un d'eux, remarquable par ses dimensions, situé ordinairement vers l'angle postéro-supérieur du temporal, va s'ouvrir dans le sinus latéral : c'est le trou mastoïdien qui donne passage à la veine de même nom et à une artériole venue de l'occipitale.

L'apophyse mastoïde, qui forme la plus grande partie de cette face, est remarquable par sa forme arrondie et par son volume variable suivant les sujets, suivant le sexe, et surtout suivant l'âge. Elle se dirige un peu obliquement de haut en bas et d'arrière en avant : mais, de plus, chez certains sujets, elle présente une obliquité assez accusée en bas et en dehors, d'où chez eux une saillie exagérée de l'apophyse qui se trouve par cette circonstance plus exposée aux lésions traumatiques. Sa face externe, convexe et rugueuse, se continue sans ligne de démarcation avec la surface correspondante de la portion mastoïdienne du temporal. Sa face interne, plane et lisse, est séparée de la partie inférieure de cette même portion par une rainure profonde, rainure digastrique, qui donne insertion au muscle de ce nom. Immédiatement au-devant de cette rainure on retrouve le trou stylo-mastoïdien. Son bord antérieur est épais, uni et vertical. Le postérieur est, au contraire, mince et oblique en bas et en avant. Son sommet est arrondi. Sa

base, qui se confond avec le reste de la portion mastoïdienne, répond en dedans au sinus latéral.

Cette face externe de la portion mastoïdienne du temporal donne insertion à cinq muscles : sterno-cléido-mastoïdien, petit complexus, digastrique, splénius de la tête,
auriculaire postérieur. Deux de ces insertions musculaires
nous intéressent : celle du sterno-cléido-mastoïdien et celle
du digastrique.

Le premier de ces muscles présente deux insertions supérieures : l'une sur l'apophyse mastoïde, l'autre sur la ligne
courbe supérieure de l'occipital. Il se fixe à la première par
un tendon aplati qui recouvre son sommet, son bord anté-
térieur et la moitié supérieure de sa face externe ; et aux
deux tiers externes de la seconde par une mince lame aponévrotique.

Le ventre postérieur du digastrique s'insère à toute
l'étendue de la rainure de ce nom au moyen de fibres tendi-
dineuses. Mais tandis que ces insertions revêtent toute
l'étendue de la lèvre interne de la rainure, et la dépassent
même notablement surtout en arrière, la lèvre externe est
libre dans presque toute son étendue : ce n'est guère que
dans sa partie la plus élevée et sur une très-petite surface
que le muscle y prend des insertions.

La face interne ou cérébrale (elle serait mieux appelée
cérébelleuse) est concave. Elle présente en avant une large
gouttière curviligne, qui est creusée en partie aux dépens
de cette face, en partie aux dépens de la base du rocher, et
qui contribue à former les gouttières latérales : elle loge la
partie correspondante des sinus latéraux. Le trou mastoïdien, lorsqu'il existe, s'ouvre obliquement sur sa partie
moyenne. En arrière de cette gouttière, se trouve une surface demi-circulaire, qui répond aux hémisphères du cervelet.

Par sa circonférence, la portion mastoïdienne de l'os

temporal se continue en avant et en haut avec la portion écailleuse du même os, en avant, en bas et en dedans avec la portion pétrée. Elle est libre, en haut pour s'articuler avec l'angle postéro-inférieur du pariétal correspondant, en arrière et en bas pour s'unir au bord de l'occipital. Ces deux sutures présentent, dans leur manière d'être, quelques différences suivant les âges : chez l'enfant nouveau-né les parties osseuses peuvent encore être éloignées les unes des autres et donner lieu ainsi à une fontanelle plus ou moins étendue ; chez le vieillard, au contraire, ces sutures, comme celles des autres os du crâne, tendent à disparaître, et l'on peut observer une fusion complète entre le temporal, le pariétal et l'occipital.

Rapports anatomiques. — Les rapports de la portion mastoïdienne du temporal, ont, pour le sujet qui nous occupe, une assez grande importance ; leur étude nous servira à nous rendre compte de certains phénomènes que l'on peut rencontrer dans les fractures de cette région.

Les parties molles qui recouvrent la saillie mastoïdienne sont réduites à une épaisseur assez mince ; on peut y distinguer plusieurs couches, qui sont, par ordre de superposition et de dehors en dedans :

1° La peau ;

2° La couche sous-cutanée ;

3° Une couche aponévrotique et musculaire.

La peau est lisse et dépourvue de poils. Elle est épaisse, résistante et à peine mobile sur les parties sous-jacentes. En effet, de sa face profonde partent de nombreux tractus fibreux qui l'unissent d'une manière intime à la couche aponévrotique.

La couche sous-cutanée, de texture très-serrée, contient dans ses aréoles une graisse rougeâtre ; elle se continue avec le tissu cellulo-graisseux de la région occipito-pariétofrontale, et plus particulièrement de la région postérieure du cou. Dans son épaisseur, se trouvent les ganglions sous-auriculaires d'Arnold.

La couche sous-aponévrotique est formée par l'épanouissement de l'aponévrose d'insertion du muscle sterno-cléido-mastoïdien. Elle adhère d'une part à la peau par les tractus fibreux que nous avons signalés à la face profonde du derme, et d'autre part se confond avec le périoste. A sa partie supérieure elle reçoit l'insertion de l'aponévrose épicrânienne.

Au-dessous et en arrière de l'empreinte demi-circulaire, nous trouvons les insertions musculaires du splénius de la tête, du petit complexus, et aussi du digastrique qui vient s'attacher par ses fibres les plus postérieures à une petite saillie osseuse, plus ou moins accusée suivants les sujets, et qui semble fermer en arrière la rainure digastrique.

En avant, au niveau du bord antérieur de l'apophyse mastoïde, nous trouvons le conduit auditif externe qui adhère intimement à ce bord par ses portions cartilagineuse et fibreuse ; le sillon auriculo-mastoïdien marque extérieurement la limite des deux régions. De ce point, le pavillon de l'oreille s'étale en arrière sur les deux tiers antérieurs de la région mastoïdienne, qu'il protège ainsi d'une manière assez efficace.

Enfin la face interne de l'apophyse mastoïde se trouve en rapport avec le ventre postérieur du muscle digastrique. De plus, tout à fait en avant, au fond d'une dépression très-accusée, se trouve le trou stylo-mastoïdien qui donne passage à l'artère stylo-mastoïdienne, branche de l'occipitale et au nerf de la septième paire ; ce qui explique comment, dans un cas de fracture de l'apophyse mastoïde, nous avons pu observer une paralysie faciale.

Les artères de la région sont représentées par l'artère mastoïdienne postérieure venant de l'occipitale, et par la branche mastoïdienne de l'auriculaire postérieure. La première chemine dans la couche sous-cutanée au niveau du bord postérieur de l'apophyse mastoïde ; la seconde est située en avant sur les limites de la région dans le sillon auriculo-mastoïdien, et se termine en s'anastomosant avec les derniers vaisseaux de la temporale superficielle et de l'occipitale.

Une veine importante, la mastoïdienne, située dans la couche sous-aponévrotique, traverse la région. Elle sort par le trou mastoïdien, croise obliquement l'insertion supérieure du sterno-cléido-mastoïdien, contourne le bord antérieur de ce muscle, et se jette dans la veine jugulaire interne. Par le trou mastoïdien, cette veine communique directement avec le sinul latéral.

Les vaisseaux lymphatiques, logés dans la couche sous-cutanée, sont assez nombreux ; les plus antérieurs vont se jeter dans les ganglions parotidiens, tandis que ceux de la partie postérieure se portent aux ganglions sous-occipitaux et sous-mastoïdiens.

La peau est innervée par le rameau mastoïdien du plexus cervical superficiel ; quelques filets profonds émergent du facial.

Par sa face interne ou cérébrale, la portion mastoïdienne du temporal est en rapport, d'une part avec le cervelet, d'autre part avec le sinus latéral. L'hémisphère correspondant du cervelet vient s'appliquer sur cette surface demi-circulaire que nous avons signalée en arrière de la gouttière du sinus latéral ; toutefois ce rapport est médiat, car nous trouvons interposés la dure-mère, l'arachnoïde, la pie-mère et le liquide céphalo-rachidien. Tout à fait direct et immédiat, au contraire, est le second rapport. On voit, en effet, le sinus latéral s'enfoncer, pour ainsi dire, dans l'épaisseur de l'os en s'y creusant un sillon profond, qui, comme le fait remarquer Toynbée dans un mémoire (1) où il insiste beaucoup et avec raison sur ce rapport, s'accentue de plus en plus à mesure que le sujet avance en âge, de sorte que le sinus tend à se rapprocher de la face externe de l'os.

Très-faible chez l'enfant et dans les premières années de la jeunesse, cette distance qui sépare le sinus latéral de la surface externe du temporal, augmente d'une manière notable avec le développement des cellules mastoïdiennes. Pour déterminer d'une manière précise, mathématique, cette distance, nous l'avons mesurée, au moyen d'un compas d'épaisseur, sur 15 temporaux d'adultes, complètement secs, et chez lesquels l'apophyse mastoïde était bien développée. Mais nous avons vu de suite que cette distance augmentait assez rapidement de haut en bas; aussi, pour nous rendre bien compte de la position du sinus, nous avons pris trois mensurations sur chaque temporal ; une à la partie supérieure, au niveau de la suture temporo-pariétale; une inférieure, au niveau de la partie la plus saillante de l'apophyse mastoïde ; et une troisième dans un point intermédiaire. Voici les résultats que nous avons obtenus :

1° Au niveau de la partie supérieure :

Deux fois.	2^{mm}
Deux fois.	$2^{mm},5$
Cinq fois	3^{mm}
Cinq fois	$3^{mm},5$
Une fois . . . . , ...	4^{mm}

Soit en moyenne $3^{mm},03$ ou 3^{mm}.

2° Au niveau de la partie moyenne :

Une fois	3^{mm}
Deux fois.	$3^{mm},5$

(1) Toynbée. Arch. gén. de méd., 4ᵉ série, t. XX, p. 71.

Boullet.   2

Deux fois.	4^{mm}
Six fois. . . . . . . : . .	5^{mm}
Trois fois.	7^{mm}
Une fois	6^{mm}

Soit en moyenne 5^{mm}.

3° Au niveau de la partie la plus saillante de l'apophyse mastoïde :

Deux fois.	10^{mm},5
Une fois	12^{mm},5
Quatre fois.	13^{mm},5
Cinq fois	15^{mm}
Deux fois.	18^{mm}
Une fois	21^{mm}

Soit en moyenne 14^{mm},63 ou 15^{mm}.

D'après ces résultats, on voit que le sinus s'éloigne de plus en plus de la surface externe de l'os à mesure qu'il descend, et qu'une lésion traumatique aura d'autant plus de chance d'intéresser ce vaisseau, qu'elle siégera sur un point plus élevé de la portion mastoïdienne du temporal. De plus, nous devons faire remarquer que la paroi du sinus adhère intimement au tissu osseux, d'où il suit qu'une solution de continuité de l'os à ce niveau, quelque légère qu'elle soit, ne fût-elle qu'une simple fêlure, pourra déterminer une rupture du canal veineux.

Nous avons vu que la portion mastoïdienne du temporal s'articulait à la périphérie avec le pariétal et l'occipital. Sous l'influence d'un choc violent, ces sutures peuvent se disjoindre, témoin ce cas rapporté par Legouest (1) où il y avait disjonction de toutes les sutures du temporal ; l'os ta it tout à fait libre. La pièce a été recueillie chez un sujet

(1) Legouest. Chirurgie d'année, 2e édit. Paris, 1872, p. 215.

qui fit une chute d'un lieu élevé ; elle fait partie de la collection du musée du Val-de-Grâce.

Structure. — La portion mastoïdienne du temporal est creusée d'un grand nombre de petites cavités ou cellules très-irrégulières et destinées à contenir de l'air. Ces cellules peuvent être divisées en deux groupes. Un groupe horizontal ou *Antre mastoïdien*, situé profondément à la base de l'apophyse, est formé de plusieurs grandes cellules qui se trouvent immédiatement en arrière et au-dessus de la cavité tympanique ; il n'est pas rare de ne rencontrer chez l'adulte qu'une seule cellule de grande dimension. La situation de ce groupe, par rapport à l'oreille moyenne, lui a fait donner le nom de *Cavité supérieure de la caisse tympanique* (Joseph).

Le second groupe, à direction verticale, est représenté par le système de petites et de grandes cavités osseuses qui existent dans la partie saillante du processus mastoïdien. De ces cellules, les petites se montrent vers la base, c'est-à-dire près du groupe horizontal ; plus bas, vers le sommet de l'apophyse se rencontrent les grandes, séparées par des cloisons rudimentaires. Telle est la disposition observée par Delaissement (1) sur plus de trente temporaux d'adultes. Dans un seul cas, l'apophyse était occupée par un grand nombre de petites cellules. Un fait beaucoup plus rare est celui où l'apophyse est entièrement compacte. Murray, d'après Delaissement, n'en a observé qu'un exemple.

D'ailleurs d'une manière générale, le développement des cellules est en rapport avec celui de l'apophyse ; plus celle-ci est volumineuse, plus les cellules sont vastes et moins elles sont nombreuses.

Avec l'âge, leur étendue parait augmenter, et chez le

(1) Thèse inaug. Paris, 1868.

vieillard, elles creusent le temporal de manière à ne plus
être séparées de la cavité céphalique que par une lamelle
d'un demi-millimètre d'épaisseur (Buck).

Les cellules appartenant à chaque groupe communiquent
entre elles ; souvent même les cloisons qui les séparent demeurent incomplètes. C'est même ce qui arrive habituellement pour le groupe horizontal, où il n'existe, à proprement
parler, qu'une seule cellule de grande dimension, sorte de
vestibule auquel aboutissent les cellules du groupe inférieur. Ce vestibule lui-même s'ouvre dans la caisse du tympan par un ou plusieurs orifices situés sur la paroi postérieure ou mastoïdienne de cette cavité.

Les cellules mastoïdiennes sont tapissées par une fibro-
muqueuse, riche en capillaires sanguins, et qui n'est que
la continuation de celle qui revêt la cavité tympanique.

L'appareil mastoïdien, ainsi constitué, présente des rapports importants :

En avant, les cellules mastoïdiennes ne sont séparées du
conduit auditif externe que par une lame très-mince de tissu
compacte. Aussi une fracture de l'apophyse mastoïde pourra
donner lieu à un écoulement de sang par le conduit auditif
externe sans qu'il existe ni déchirure, ni décollement de la
membrane du tympan (Tillaux) (1).

En dehors, les cellules ne sont séparées des parties
molles que par une lame de tissu compacte plus ou moins
mince suivant les individus, mais surtout suivant l'âge.
Chez le vieillard elle peut être réduite à une mince coque osseuse. De plus, chez tous les individus, l'épaisseur de cette
lame de tissu compacte augmente du sommet à la base ;
elle est toujours plus considérable que celle de la table interne.

Mais la paroi externe des cellules mastoïdiennes montre

(1) P. Tillaux. Traité d'anat. topog., p. 131.

surtout de grandes différences individuelles. Les recherches de Toynbee (1), reposant sur l'examen de 915 temporaux, nous montrent que quelquefois les parois de ces cavités font complètement défaut sur certains points, et que dans d'autres elles présentent un amincissement. Huschke (2) a vu plusieurs fois l'épaisseur de la lame externe de l'apophyse mastoïde ne pas dépasser 1/10 de ligne au sommet et 1/2 à la base. Ces faits nous démontrent que, chez certains sujets, on rencontre une atrophie des parois des cellules mastoïdiennes, et que cette atrophie peut dans certains cas être assez prononcée pour en produire la raréfaction ou même la perforation.

Cette lame externe de tissu compacte est recouverte par le périoste qui présente à ce niveau une épaisseur remarquable (Tillaux) (3).

Nous avons déjà dit qu'en dedans, ces cellules n'étaient séparées du sinus latéral que par une lamelle osseuse d'une extrême minceur, qui peut n'avoir que 1/2 millimètre d'épaisseur.

Variétés de volume. La saillie que forme la portion mastoïdienne du temporal est due surtout à son apophyse. Elle est extrêmement variable suivant les individus, suivant le sexe, et surtout suivant l'âge.

Les variations individuelles sont très fréquentes : très volumineuse chez quelques sujets, l'apophyse mastoïde est à peine proéminente chez d'autres. A quoi tiennent ces différences ? C'est un point, qui, comme tant d'autres, n'est pas encore élucidé.

D'après quelques auteurs, on remarquerait aussi des différences suivant le sexe. M. Richet a avancé qu'elle était

(1) Toynbee. Loc. cit., p. 75.
(2) Huschke. Encyclop. anat., t. V, p. 768.
(3) Loc. cit , p. 31.

toujours à peine proéminente chez la femme ; mais cette infériorité de volume ne serait-elle pas qu'apparente et due à l'abondance du tissu cellulo-adipeux du cou dans ce sexe? Nous sommes très-disposé à nous ranger à cette opinion émise par M. Poinsot.

Mais c'est surtout suivant les âges que ces variations de volume s'accentuent. Ces faits ont été exposés d'une manière très-précise par M. Sappey, et nous ne pouvons mieux faire que de reproduire les lignes qu'il a écrites sur ce sujet.

« A la naissance, les cellules mastoïdiennes n'existent pas encore (1) : on ne voit que du tissu compacte à la place qu'elles occuperont. Dans le cours de la première année celui-ci commence à se résorber sur les limites du canal pétro-mastoïdien, et quelques cellules aérifères se forment. A 2 ans les cellules s'étendent jusqu'à la base de l'apophyse mastoïde ; de 2 à 3 ans, on les voit apparaître dans toute l'épaisseur de l'apophyse qui commence alors à se dessiner. Plus tard, les cellules augmentent de capacité, elles communiquent plus largement, elles se confondent même en partie. Plus tard encore, la table externe de l'apophyse mastoïde s'éloigne de l'interne et le volume de celle-ci s'accroit considérablement. » (2)

En comparant ce développement des cellules mastoïdiennes à celui des sinus frontaux et sphénoïdaux, on voit qu'il n'en diffère pas. Aucune des cavités aérifères qui dépendent

____

(1) Toutefois, d'après MM. Baréty et Rénaut, le groupe horizontal des cellules, auquel ils donnent le nom de *Diverticulum prémastoïdien*, existe tout formé chez l'enfant nouveau-né. A cet âge, il est rempli, comme la caisse, par les produits de desquamation épithéliale, qui disparaissent rapidement. Seul, le groupe vertical n'existe pas au moment de la naissance et ne se forme que plus tard. (Baréty et Rénaut. Anat. pathol. de l'otite des enfants nouveau-nés. Arch. de physiologie, 1869, t. II, p. 376).

(2) Sappey. Traité d'anatomie descriptive, 2e édit., t. I, p. 160.

du crâne n'existe primitivement ; toutes se forment aux dépens du tissu spongieux ; toutes s'agrandissent ensuite par écartement de la table externe de l'os.

Développement. — Suivant la plupart des auteurs, l'os temporal se développe par cinq points d'ossification : un pour la portion écailleuse, un pour la portion pétrée, un pour la portion mastoïdienne, une pour la paroi inférieure du conduit anditif externe et un pour l'apophyse styloïde.

Mais d'après M. Sappey, il n'y aurait réellement que quatre points d'ossification. En effet, des observations nombreuses et précises lui ont démontré que la portion mastoïdienne ne possède pas de point d'ossification qui lui soit propre : elle naît constamment par un point qui lui est commun avec le rocher.

Ce point paraît vers la fin du quatrième mois de la vie intra-utérine et produit d'abord le rocher ; puis, celui-ci contitué, il s'étend de dedans en dehors. Ce prolongement devient la portion mastoïdienne du temporal qui se développe à son tour. On la voit d'abord s'allonger de bas en haut, et se rapprocher de la portion écailleuse, dont elle n'est plus séparée à la naissance que par une fissure. A un an, les deux portions se soudent inférieurement, puis en haut, et ensuite au milieu. A 2 ans, on peut encore distinguer quelques vestiges de cette soudure.

(Nous avons laissé complètement de côté la physiologie de l'appareil mastoïdien : cette question n'ayant aucun rapport, même éloigné, avec le sujet que nous traitons).

CHAPITRE PREMIER.

DE QUELQUES PHÉNOMÈNES PROPRES AUX PLAIES ET FRACTURES DE LA PORTION MASTOIDIENNE DU TEMPORAL.

Art. I. — Epanchements d'air consécutifs aux lésions des cellules mastoïdiennes.

L'appareil mastoïdien est formé, nous l'avons vu, d'un grand nombre de cellules qui s'ouvrent les unes dans les autres ; les supérieures, qui constituent l'*Antre mastoïdien*, communiquent avec la caisse du tympan par le canal pétro-mastoïdien, conduit toujours béant qui vient s'ouvrir sur la paroi postérieure de cette cavité. D'autre part, celle-ci est en relation directe, par l'intermédiaire de la trompe d'Eustache, avec l'arrière cavité des fosses nasales. Aussi, toutes les fois que l'air contenu dans cette partie supérieure du pharynx viendra à subir une augmentation de pression, celle-ci se propagera, non-seulement dans la cavité tympanique, mais aussi dans toutes les cellules mastoïdiennes. Et si, à ce moment, pour une cause ou pour une autre, les parois de ces cellules présentaient une solution de continuité, nous pourrions assister à la production de phénomènes résultant de l'introduction de l'air dans les parties molles environnantes, si toutefois il n'existait pas de plaie par où l'air puisse s'échapper librement au dehors, comme le fait a été noté dans l'observation III.

L'issue de l'air hors des cellules mastoïdiennes donne lieu à deux affections bien distinctes, suivant le siége anatomique de l'épanchement gazeux.

Tantôt, en effet, l'air pénètre soit entre les os du crâne et le périoste, soit entre celui-ci et l'aponévrose épicrânienne ;

et alors on est en présence d'une tumeur emphysémateuse du crâne, ou tumeur gazeuse du crâne, ou pneumatocèle du crâne.

Tantôt au contraire, l'air s'insinue dans le tissu cellulaire sous-cutané et sous-aponévrotique : mais alors ce ne sera plus qu'un simple emphysème.

§ Ier *Pneumatocèle du crâne.*

C'est une affection connue depuis bien peu de temps. C'est seulement en 1859 que le professeur Costes (de Bordeaux) (1), réunissant un petit nombre d'observations, tente pour la première fois un travail d'ensemble sur ce sujet. Plus tard (1865), Louis Thomas (2) ayant observé, dans le service du professeur Denonvilliers, un bel exemple de pneumatocèle du crâne, rechercha avec soin tous les faits connus, et publia une monographie intéressante sur ce sujet. Depuis, plusieurs autres cas ont été observés et ont été l'occasion des travaux de Voisin (3), Grabinsky (4), et Wernher (5). C'est une affection très-rare, car la science n'en possède, à l'heure qu'il est, que dix observations.

La pneumatocèle du crâne est une tumeur gazeuse, toujours située sur le crâne, n'en dépassant jamais les limites anatomiques, et s'accompagnant d'une lésion particulière des os sous-jacents. Elle se montre à la suite de la perforation des sinus frontaux ou des cellules mastoïdiennes. Cette dernière origine paraît être de beaucoup la plus fréquente, mais elle n'est pas la seule, comme le croyait le professeur Costes. En effet, sur les dix observations connues,

(1) Costes (de Bordeaux). Tumeurs emphysémateuses du crâne. (Moniteur des hôpitaux, 1859, 1re série, t. VII, n°s 21, 22, 23, 24.

(2) Thèse inaug. Paris, 1865.

(3) Thèse inaug. Paris, 1860.

(4) Thèse inaug. Montpellier, 1869.

(5) Wernher. Archiv. f. Chirurg., t. III, n°s 5 et 6, 1873.

sept sont relatives aux pneumatocèles d'origine mastoïdienne.

Notre but n'est pas de faire ici une histoire complète de
cette curieuse affection; nous sortirions de notre sujet. Mais
nous voulons demontrer qu'elle peut reconnaître pour
cause une lésion traumatique, d'autant plus que le fait a
été contesté (1).

Ces tumeurs siégent entre le péricrâne et les os du crâne
(Thomas), entre le péricrâne et l'aponévrose épicranienne
(Costes, Wernher), tantôt entre le périoste et les os du crâne
tantôt entre le péricrâne et l'aponévrose épicranienne
(Grabinsky). Aussi la condition essentielle pour que cette
affection puisse se produire est que l'ouverture des cellules
mastoïdiennes ait lieu au-dessus de l'insertion du sterno-
cléido-mastoïdien, et que l'aponévrose épicranienne ou du
moins le péricrâne ne soit pas déchiré. On comprend, en
effet, que, dans les cas contraires, l'air n'aurait plus aucune
tendance à s'accumuler au-dessous de ces membranes
fibreuses, passerait dans le tissu cellulaire ambiant, et
produirait alors non plus une pneumatocèle, mais de
l'emphysème.

La solution de continuité des parois des cellules mastoïdiennes, qui est la première condition de ce phénomène, peut
tenir, soit à un travail lent de résorption et d'atrophie osseuses, soit à une lésion traumatique. D'où la distinction
en *pneumatocèle spontanée*, et *pneumatocèle traumatique.*

Cette origine traumatique de la pneumatocèle du crâne
a été contestée par M. Thomas. Il est vrai que le plus
souvent la maladie a évolué silencieusement, et le début de
l'affection a passé inaperçu. Dans ces cas, admettre que,
par un mécanisme peu connu, la paroi osseuse des cellules
se soit atrophiée et que cette atrophie ait été poussée assez

(1) Thomas. Loc. cit., p. 57.

loin pour produire une solution de continuité, rien de mieux ; mais nier que ces tumeurs ne puissent se développer à la suite d'une fracture intéressant ces mêmes parois, c'est, croyons-nous, aller trop loin. D'ailleurs, dans certains cas, la résorption des parois osseuses n'a pas été seule en cause pour amener la formation de cette lésion. Dans ces cas, une augmentation subite de la pression de l'air contenu dans l'appareil auditif a marqué le début de la tumeur, dont les malades ne portaient aucune trace quelques instants auparavant. Ainsi, dans un cas que Wernher a observé (1), la pneumatocèle est apparue à la suite d'un violent éternument ; dans un autre cas, **cité** par le même auteur, l'affection a débuté subitement à la suite de l'application du procédé de Politzer. Dans ces deux observations, la maladie a eu un début brusque ; mais nous ne voulons pas en faire pour cela deux faits de pneumatocèles traumatiques ; seulement, ils prouvent que le début de cette lésion n'est pas toujours lent, silencieux, passant inaperçu du malade. Nous ne pouvons dire, en effet, que ces pneumatocèles sont dues à une fracture, et si nous n'avions que ces faits, nous ne serions pas en droit d'admettre l'éxistence de pneumatocèles traumatiques, et M. Thomas aurait eu raison d'en contester l'existence.

Mais il existe une observation des plus intéressantes, publiée en 1852 par M. Chevance (de Vassy), et que cet auteur a lui-même intitulée : *Pneumatocèle traumatique du crâne*(2). Vu l'importance de cette observation, unique dans la science, pour le sujet que nous soutenons, nous l'avons rapportée dans son entier malgré sa longueur. Le premier, en effet, M. Chevance admit l'origine traumatique de ces tumeurs : plus tard cette opinion fut défendue par Demarquay (3) et

(1) Observation XIV.
(2) Observation IV.
(3) Demarquay. Essai de pneumatologie médicale. Paris, 1866, p. 166.

Grabinsky, et enfin M. Duplay lui même (1) admet aussi
que les fractures peuvent leur donner naissance.

Cependant cette opinion a rencontré une vive opposition:
l'observation de M. Chévance n'a pas vaincu M. L. Thomas.
Pour lui il y a eu coïncidence entre une chute et le développement ultérieur de la tumeur : « Il suffit, dit-il, de lire
l'observation, et particulièrement le récit de l'accident survenu au malade, pour se convaincre que celui-ci n'a jamais
eu de fracture au crâne. D'ailleurs, cette affection ne saurait
guère trouver dans les fractures des cellules mastoïdiennes,
les conditions nécessaires à son développement, car le
périoste étant généralement déchiré au niveau de la fracture,
il se produirait alors bien plutôt de l'emphysème du tissu
cellulaire, et non une collection gazeuse entre le péricrâne et
le crâne. Le travail de consolidation fermerait d'ailleurs
bien vite toute issue au gaz. Au contraire, dans les cas où
la perforation de la lame externe des cellules mastoïdiennes
se produit plus lentement, elle n'a aucune tendance à se
fermer spontanément et les conditions sont aussi favorables que possible, pour produire la pneumatocèle » (4).

Reportons-nous à l'observation de M. Chevance. Dans
celle-ci, il est dit qu'un homme fit une chute sur les pieds,
d'une hauteur de cinq mètres ; les symptômes immédiats
furent une douleur fixe, très-violente, à la région postérieure gauche de la tête, de l'éblouissement, de légers vertiges, des tintements d'oreille, et le malade assure avoir
entendu un bruit de craquement à la tête, à l'endroit même
où était le point sensible. Il n'eut pas d'écoulement, ni de
sang, ni de sérosité sanguinolente, ni de liquide céphalo-
rachidien par le nez, la bouche, ou les oreilles. Consécuti-
vement le blessé se plaignit d'une douleur fixe derrière la
tête; la douleur a toujours été invariable. Il est certain pour

(1) Follin et Duplay. Traité de pathologie externe, t. III, p. 560.
(2) L. Thomas. Loc. cit., p. 58.

nous que M. L. Thomas a été trop affirmatif en disant qu'il n'y avait pas de fracture ; cette lésion peut être discutée, mais non niée d'une manière absolue. Le Dr Chevance admit une fracture du rocher au niveau de la caisse du tympan : cette opinion nous paraît exagérée ; et le rocher était certainement indemne ; pour nous, nous admettons dans ce cas une fracture des cellules mastoïdiennes.

De plus, d'après M. Thomas, le périoste étant généralement déchiré au niveau de la fracture, il se produirait plutôt de l'emphysème du tissu cellulaire et non une collection gazeuse entre les os du crâne et le péricrâne. Cette manière de voir soulève deux objections : la première, c'est que dans une fracture il n'y a pas nécessairement rupture du périoste ; la seconde, c'est que la rupture du périoste n'entraîne pas fatalement un emphysème du tissu-cellulaire, car nous savons qu'une collection gazeuse peut exister entre le péricrâne et l'aponévrose épicranienne.

D'ailleurs, ce fait de tumeur gazeuse du crâne consécutive à une fracture de cellules aérifères, n'est pas le seul que possèdent les annales de la science : nous en trouvons un autre exemple des plus remarquables dans une observation de Morel-Lavallée reproduite par Demarquay (1) ; il s'agit d'une pneumatocèle du crâne qui a reconnu pour origine une fracture des sinus frontaux.

Nous pouvons donc conclure, que la pneumatocèle du crâne est une affection qui peut se montrer à la suite des fractures des cellules mastoïdiennes : nous ne faisons d'ailleurs, en agissant ainsi, que nous ranger à l'opinion émise par Demarquay (2) Grabinski et Duplay.

Nous ne dirons rien du diagnostic, du pronostic, du traitement de ces tumeurs gazeuses : nous ferons seulement

(1) Demarquay. Loc. cit. p. 156.
(2) Demarquay. Ibid., p. 166.

remarquer avec M. Duplay, que leur pronostic est moins grave, car la guérison est plus facile à obtenir, que dans les cas où cette affection naît spontanément.

§ II. *Emphysème proprement dit.*

Les épanchements d'air consécutifs aux lésions de « l'appareil auditif sont excessivement rares. La science en renferme à peine quelques exemples : *ils affectent la forme de tumeurs et non pas d'infiltration.* » Ainsi s'exprime Demarquay, au début du chapitre qu'il consacre, dans son traité à l'emphysème, par lésion du conduit auditif (1).

Cet auteur nie donc que l'emphysème puisse se produire à la suite de ces lésions. Telle n'était pas cependant dès 1860, l'opinion du professeur Dolbeau : « La région de l'apophyse mastoïde, dépendance de l'oreille moyenne, peut être le siége de l'emphysème par suite des fractures des cellules mastoïdiennes. On trouve dans Astruc un fait qui démontre la possibilité de cet accident. J'ai lu autrefois une observation qu'il m'a été impossible de retrouver : c'était un emphysème survenu derrière l'oreille d'un jeune garçon qui, en tombant, s'était fracturé l'apophyse mastoïde » (2).

Dans le cas d'Astruc (3), auquel Dolbeau fait allusion, il s'agit d'un homme « qui avait mal à l'oreille, y mit un lardon, et le poussa si fort qu'on ne put plus le retirer. » Au bout de quelques heures, on vit se produire un emphysème qui envahit la tête et le cou. Mais nous ne voulons pas dire qu'il y eut dans ce cas une lésion des cellules mastoïdiennes; le fait cependant est possible, car on sait que certaines

(1) Demarquay. P. 164.

(2) Dolbeau. De l'emphysème traumatique. Thèse d'agrégation, 1860, p. 25.

(3) Astruc. Traité des tumeurs et des ulcères, t. II, p. 233. Paris, 1759.

d'entre elles ne sont séparées de la cavité du conduit auditif externe, que par une mince lamelle osseuse. En tout cas, ce fait, qui n'a pas été relevé par Demarquay, prouve d'une manière indiscutable que l'emphysème peut se montrer à la suite d'une lésion de l'appareil auditif.

Le second fait, rapporté par Dolbeau, entre tout à fait dans notre sujet : dans ce cas, en effet, l'emphysème s'est produit après une simple fracture des cellules mastoïdiennes. Malheureusement, nous n'avons pu en trouver nulle part la relation complète ; c'est d'autant plus regrettable que ce cas paraît unique dans la science.

Mais il n'en est pas moins prouvé que l'emphysème peut se montrer à la suite des lésions de l'appareil auditif, et que dans un cas on l'a observé à la suite d'une fracture de l'apophyse mastoïde.

Art. II. — De l'otorrhagie.

Depuis que l'on eut reconnu que l'écoulement de sang par l'oreille pouvait se montrer à la suite d'une fracture du rocher, les auteurs ont eu tous une tendance plus ou moins marquée à considérer un pareil écoulement, constaté après un traumatisme, comme le symptôme presque pathognomonique de cette fracture. Toutefois, nous devons dire que la plupart des auteurs n'accordent une telle valeur qu'à une otorrhagie abondante et continue ; et nous trouvons dans le *Compendium de Chirurgie* cette juste réflexion, que c'est moins l'abondance de l'écoulement qui est à considérer, que sa continuité (1).

« Quand un écoulement sanguin se produit avec une certaine continuité, par le nez, l'oreille ou la bouche, on doit avoir de fortes présomptions pour une fracture de la base

____

(1) Compendium de chir. prat., t. II, p. 489.

du crâne..... Les écoulements de sang qui tiennent à des lésions superficielles cessent au bout de peu de temps ; mais ceux qui ont pour origine un épanchement sanguin profond, ou une lésion des vaisseaux méningés, durent longtemps. » (Benj. Anger) (1).

En 1868, le D' Benoit communiqua à la Société médicale du Haut-Rhin, un mémoire sur la valeur pronostique des écoulements de sang par l'oreille (2). Pour cet auteur, l'otorrhagie indiquerait presque infailliblement une fracture du crâne, et il cite une série de faits à l'appui de ce qu'il avance. A la suite de cette lecture, une discussion s'engagea : il fut démontré qu'il convenait de ne point se hâter d'attribuer à ce symptôme une valeur pronostique trop grave, et que d'ailleurs la fracture de la base du crâne n'était pas la seule lésion traumatique qui pût lui donner naissance. Dans le courant de la discussion, MM. Renard et Lach, ont rapporté, l'un et l'autre, des exemples intéressants d'écoulement de sang par l'oreille dans des cas de fractures des cellules mastoïdiennes (3).

L'année suivante, une discussion sur le même sujet eut lieu au sein de la Société de chirurgie de Paris (4) : les conclusions furent analogues. Giraldès insista particulièrement sur ce point, que la fracture du rocher n'est pas une condition *sine quâ non* de l'écoulement sanguin par l'oreille dans les traumatismes du crâne, et M. Panas y a rapporté le cas d'un malade, qui, à la suite d'un coup reçu sur l'apophyse mastoïde, présentait une rupture de la membrane du

(1) Traité iconographique des maladies chirurgicales. Fractures et luxations. Paris, 1865, p. 391.

(2) D' Benoît. De l'écoulement de sang par l'oreille considéré comme signe pronostique dans les plaies du crâne. Gaz. méd. de Strasbourg, 1868, p. 109.

(3) Société médicale du Haut-Rhin, séance du 18 oct. 1868. Gaz. méd. de Strasbourg, 1869, p. 45.

(4) Séance du 6 janvier 1869.

tympan et une otorrhagie abondante, et qui cependant avait guéri rapidement.

Les causes de l'otorrhagie sont très-variées. Déjà en 1856, Triquet avait appelé l'attention des chirurgiens sur ce fait (1). C'est du reste le premier travail d'ensemble qui ait été fait sur cette question. Cet auteur y passe en revue toutes les causes qui peuvent donner naisssance à ce phénomène, mais, dans les causes traumatiques, il ne fait aucune mention des lésions de l'apophyse mastoïde. La même année, le Dr Morvan (2) publiait une étude sur l'écoulement du sang par l'oreille, à la suite des fractures de la paroi inférieure du conduit auditif externe, question qui fut traitée plus complètement en 1869, par le Dr Sourier (3). En 1873, M. Le Bail étudie, dans un travail spécial, les otorrhagies de cause traumatique (4). Enfin, tout récemment, M. Duplay, dans une leçon clinique faite à l'hôpital Saint-Louis (5), a bien fait voir que l'otorrhagie était loin d'avoir la valeur diagnostique qu'on lui a si longtemps attribuée.

L'écoulement sanguin par l'oreille, d'origine traumatique, peut reconnaître des causes variées : fracture du rocher (variété longitudinale), rupture de la membrane du tympan, fracture de la paroi inférieure du conduit auditif externe, déchirure des parties molles de ce même conduit, et enfin fracture des cellules mastoïdiennes. De plus, le professeur Geoghegan de Dublin (6) dit l'avoir observé chez les pendus et les individus qui ont subi la strangulation.

Mais dans l'examen de tous ces cas, il faut prendre garde

(1) Triquet. Des écoulements de sang qui ont lieu par l'oreille. Gaz des hôp., 1864, n° 7, p 26.
(2) Dr Morvan. Arch. gén. de méd., 1856.
(3) Dr Sourier. Gaz. des hôpitaux, 1869.
(4) A. Le Bail. Thése inaug. Paris, 1873.
(5) S. Duplay. Valeur séméiologique de l'otorrhagie et de certains symptômes considérés comme pathognomoniques de la fracture du rocher. Progrès médical, 1876, p. 739.
(6) Practical observation on aural surgery, p. 324.

Boullet. 3

de s'en laisser imposer par l'invasion du conduit auditif externe par le sang que peuvent fournir les plaies superficielles du cuir chevelu ou du pavillon de l'oreille.

Notre intention n'est pas de faire ici l'histoire complète de l'otorrhagie : nous voulons seulement étudier celle qui reconnaît pour cause, une fracture, une plaie des cellules mastoïdiennes.

L'écoulement de sang par l'oreille, à la suite des brisures des sinus mastoïdiens, sans lésion du rocher, ne sont pas excessivement rares : nous avons pu en réunir plus de neuf cas sur les vingt-six observations sur lesquelles reposent notre travail. Cependant les traités classiques les plus récents sont muets sur ce point; et nous n'avons trouvé ce fait mentionné que dans quelques endroits. C'est d'abord dans les bulletins de la Société anatomique, où le professeur Trélat a plusieurs fois appelé l'attention de ses collègues sur ce sujet (1), et a présenté une simple fracture des cellules mastoïdiennes, qui avait été accompagnée d'écoulement de sang par l'oreille (2). Des faits analogues sont rapportés à la Société médicale du Haut-Rhin par les Drs Renard et Lach (3), et à la Société de chirurgie de Paris par M. Panas (4). M. S. Duplay (5) a été assez laconique sur ce point particulier de la question :

« ... Cette lésion est rare. Il en est de même d'une seconde variété de traumatisme osseux, périphérique pour ainsi dire, je veux parler de la fracture de l'apophyse mastoïde, par un choc direct. Dans ces cas, si la membrane du tympan n'a pas résisté, on conçoit que le sang puisse passer des cellules mastoïdiennes dans la caisse, et s'écouler dans le conduit auditif externe. »

(1) Bull. Soc. anat., 1852, p. 212.
(2) Ibid., p. 213.
(3) Gaz. méd. de Strasbourg, 1869, p. 45.
(4) Bull. Soc. de chirurgie, 1869, p. 3.
(5) Loc. cit., p. 739.

Enfin, à plusieurs reprises, nous avons vu le professeur Trélat parler de cette question à la Société anatomique, à propos de l'origine des écoulements sanguins dans les fractures du rocher : nous reviendrons tout à l'heure sur ce fait. Pour le moment, nous ne nous occupons que de l'otorrhagie dans les fractures limitées à la portion mastoïdienne du temporal, et respectant complètement le rocher.

Pour que ce phénomène se produise, deux conditions sont nécessaires : il faut d'abord que le sang s'épanche dans les cellules mastoïdiennes ; et qu'ensuite, il trouve une voie pour sortir par le conduit auditif externe.

La première condition se trouve facilement remplie dans les cas de fractures que nous étudions : les sinus mastoïdiens sont intéressés aussi bien dans leur partie osseuse que dans leur partie muqueuse, et le sang sort facilement pour s'épancher dans leurs cavités. Cette effusion de sang peut d'ailleurs être produite par des lésions traumatiques différentes. Tantôt, en effet, c'est un enfoncement de la lame externe du tissu compacte qui enveloppe le processus mastoïdien : c'est une fracture incomplète ; les cloisons des cellules les plus externes sont plus ou moins broyées. Mais dans d'autres cas plus rares, la fracture, tout en ayant respecté le rocher, est née d'un point plus ou moins éloigné, et ne s'est étendue jusqu'à l'apophyse mastoïde que par une simple fêlure ; et, nous le répétons, le rocher est intact. Le fait a été parfaitement noté dans deux de nos observations. Dans l'une (1), la fracture commence vers la partie postérieure du pariétal droit, s'étend dans la fosse temporale où elle se bifurque : une division se dirige en arrière et en bas vers le milieu de l'apophyse mastoïde, l'autre s'étend en avant et en dedans ; le rocher est respecté. Dans la seconde observation (2), on trouve une fracture de la voûte

(1) Observation VII.
(2) Observation XIX.

du crâne avec enfoncement,d'où part une fêlure qui se pro-
ꞁnge sur l'apophyse mastoïde du temporal ; le sinus latéral
est intact,et rien ne montre, du côté du rocher qui est complètement indemne, l'origine de l'écoulement sanguin.

Il est donc bien établi, que des fêlures intéressant la portion mastoïdienne du temporal,sans lésion concomitante du
rocher, peuvent donner lieu à un écoulement de sang par le
conduit auditif externe. Nous verrons quelles conséquences
ce fait peut avoir pour expliquer l'origine de ces écoulements,
dans le cas de fracture du rocher.

Nous avons rapporté une observation des plus intéressantes, qui a fait l'objet d'une communication de Prescott
Hewett à la Société de chirurgie (déc. 1854). Dans ce cas, il
y a eu écoulement séro-sanguinolent par le conduit auditif
externe, et cependant, l'autopsie a démontré que l'oreille
interne, la dure-mère, le rocher et tous les vaisseaux voisins étaient parfaitement sains. Cet écoulement continua
très-abondant pendant plusieurs jours.

A quelle théorie demander la solution du problème ? Aucune ne saurait répondre, et on pourrait passer successivement en revue les nombreuses opinions émises depuis
quinze ans sans trouver une solution. Le professeur Trélat
dans une discussion soulevée à ce sujet sur l'origine des
écoulements de l'oreille, avance que la seule explication
possible, la seule rationnelle, est que le liquide venait de
la caisse ou des cellules mastoïdiennes.

En effet la cavité tympanique était injectée, et les cellules
mastoïdiennes remplies de pus. Ne se serait-il pas produit
dans ces dernières quelques ruptures des minces cloisons
qui séparent les cellules les unes des autres ? Ne pourrait-on
pas expliquer l'aspect séro-sanguinolent du liquide par son
séjour dans les cavités mastoïdiennes, et en même temps
par une étroitesse, un aplatissement du canal mastoïdien ?
Nous devons dire aussi que le tympan était largement per-

foré : cette lésion expliquerait bien une otorrhagie, mais nullement un écoulement prolongé de liquide séro-sanguinolent.

Quoi qu'il en soit, cette observation rentre dans notre cadre, car nous croyons qu'il y a eu dans ce cas lésion traumatique des cellules mastoïdiennes. D'ailleurs, nous avons pour nous l'autorité de M. Trélat.

Mais pour qu'il y ait otorrhagie, il ne suffit pas que le sang s'épanche dans l'oreille moyenne et ses dépendances : il faut de plus qu'il puisse se faire jour dans le conduit auditif externe. Cette seconde condition nécessaire pour que l'otorrhagie puisse se produire, peut se trouver remplie de diverses manières. D'abord le tympan peut avoir été rompu par la violence du traumatisme : ce fait doit être assez rare, car cette lésion n'a été signalée que dans deux observations. D'ailleurs, la rupture de la membrane du tympan n'est pas nécessaire : il suffit qu'elle soit décollée, ou que l'arc osseux sur lequel elle s'insère soit fracturé. Mais une autre lésion, qui est peut-être plus fréquente, explique encore parfaitement le phénomène. Nous avons vu que les cellules mastoïdiennes antérieures ne sont séparées du conduit auditif externe que par une lame très-mince de tissu compacte ; aussi M. Tillaux (1) fait-il remarquer qu'une fracture de l'apophyse mastoïde peut donner lieu à un écoulement de sang par l'oreille sans qu'il existe ni perforation ni décollement de la membrane tympanique. Si, en effet, cette lame osseuse se trouve fracturée, et si en même temps les parties molles qui revêtent la partie osseuse du conduit auditif se trouvent intéressées à ce niveau, il n'y a pas de raison pour que le sang ne s'écoule librement par cette issue.

Si, dans certains cas, le liquide sanguin ne pouvait se

(1) P. Tillaux. Traité d'anatomie topographique avec application à la chirurgie, p. 131.

frayer une sortie par le conduit auditif, peut-être pourrait-il, comme on l'observe quelquefois dans les fractures du rocher, venir se faire jour par la trompe d'Eustache et être rejeté au dehors soit par les fosses nasales, soit par la cavité buccale. Un cas de ce genre paraît avoir été observé chez un malade dont nous avons rapporté l'observation (1).

Souvent les fractures incomplètes de la portion mastoïdienne du temporal, c'est-à-dire celles qui donnent le plus souvent naissance à cette variété d'otorrhagie, s'accompagnent d'une plaie extérieure. Mais en général, celle-ci est contuse, de peu d'étendue, et le sang qui s'en écoule paraît plutôt provenir de la solution de continuité des parties molles, que du foyer de la fracture. Aussi a-t-on pu observer, même dans ces cas, des écoulements de sang par le conduit auditif; une de nos observations le prouve (2). Mais quand la plaie est large, béante, quand les cavités mastoïdiennes sont mises à découvert, le sang, trouvant une issue facile au dehors, a peu de tendance à s'accumuler dans l'oreille moyenne et ses dépendances : aussi l'otorrhagie vraie n'a-t-elle pas été observée dans les fractures complètes de l'apophyse mastoïde.

Nous croyons, non sans motif, que souvent des fractures de la portion mastoïdienne du temporal, n'intéressant aucunement la portion pétrée, mais présentant certains phénomènes que l'on regarde comme spéciaux à la lésion du rocher, l'otorrhagie entre autres, ont été prises pour des fractures de la base du crâne. On s'explique ainsi le chiffre relativement élevé des cas de guérison de ces fractures. De ces faits, les uns, en petit nombre, sont réels ; les autres se rapportent soit à de simples ruptures traumatiques de la membrane tympanique (Duplay), soit plus souvent aux fractures que nous étudions.

(1) Observation VII.
(2) Observation VI.

On a bien dit que l'otorrhagie, pour pouvoir être attribuée
à une fracture du rocher devait réunir deux qualités ; l'abondance et la continuité. Mais, même ainsi caractérisée, elle
peut encore ne pas provenir d'une lésion de la portion pétrée
du temporal. En effet, dans plusieurs cas de fractures limitées à la portion mastoïdienne, on a noté un écoulement
abondant, qui peut même offrir une certaine continuité.
Ces deux faits, abondance et continuité, s'expliquent parfaitement par la nature de la lésion. On sait que les plaies
des os saignent abondamment et longtemps, et que cette
hémorrhagie est difficile à arrêter ; le phénomène s'observe
souvent dans les fractures compliquées. D'ailleurs le professeur Trélat explique l'otorrhagie dans les fractures du rocher
par la brisure des cellules mastoïdiennes. C'est donc admettre, par le fait même, que cette lésion peut donner naissance à un écoulement sanguin, abondant et continu, car
autrement cette opinion ne serait pas soutenable.

L'otorrhagie, qui se manifeste dans les lésions traumatiques du rocher, a été généralement attribuée à la lésion
d'un des vaisseaux qui entourent le rocher ; sinus latéral,
sinus pétreux supérieur et inférieur, artère méningée et ses
branches ; quelques auteurs ont même parlé de la blessure
de l'artère stylo-mastoïdienne. Des autopsies ont démontré
que, dans certains cas, l'écoulement sanguin avait réellement
cette origine ; au moment de l'accident, une solution de continuité s'est produite dans les parois d'un vaisseau, le sang
s'est accumulé entre les os du crâne, et la dure-mère, ou en
dedans de cette membrane, il s'écoule peu à peu au dehors
par une communication que la fracture a établie entre la
cavité crânienne et la caisse du tympan. Mais ces cas doivent
être l'exception,

Déjà à plusieurs reprises, le professeur Trélat a contesté
que ce fût là l'origine constante des otorrhagies dans les
fractures du rocher. Les autopsies ont, en effet, souvent

démontré que la dure-mère, les sinus et les vaisseaux méningés étaient intacts, et cependant, on avait observé pendant la vie un écoulement sanguin abondant et continu. Aussi , pour cet auteur, l'origine de ces écoulements, est dans la lésion des cellules mastoïdiennes.

En effet , M. le professeur Gosselin fit remarquer le premier, que l'otorrhagie avait une valeur réelle pour établir le diagnostic de la variété de fracture du rocher, à laquelle on avait affaire. Pour que l'écoulement séreux se produise, il faut que les cavités de l'oreille soit en communication entre elles et avec le cavum sous-arachnoïdien, siége du liquide céphalo-rachidien, c'est-à-dire qu'il faut une fracture transversale, ou perpendiculaire à l'axe du rocher. L'écoulement sanguin dépend au contraire de la brisure des cellules mastoïdiennes, et répond ordinairement à une fracture longitudinale du rocher (1). Toutes les fois, en effet, que la fracture est parallèle à l'axe du rocher, on la voit intéresser, d'avant en arrière, la face supérieure du rocher, le plus souvent au niveau du trou et de la gouttière du grand nerf pétreux , puis arriver à la base de la portion pétrée, et se continuer sur la portion mastoïdienne par un fêlure plus ou moins accusée : il s'ensuit que, dans tous les cas de ce genre, les cellules mastoïdiennes se trouvent nécessairement intéressées.

Toutefois, on a pu remarquer que nous avons dit que l'otorrhagie répondait ordinairement à une fracture longitudinale du rocher ; c'est dire que dans certains faits de fracture transversale, le même phénomène s'est produit. Mais dans ces cas, les cellules mastoïdiennes ne sont nullement lésées, et l'on peut se demander si ce n'est pas seulement dans ces cas, que l'otorrhagie serait due à des lésions vasculaires. Nous n'avons pas fait de recherches spéciales sur ce point,

(1) Trélat. Bull. Soc. anat., 1852.

mais ce serait une question intéressante à étudier ; ce fait expliquerait parfaitement comment l'écoulément de sang par l'oreille peut se montrer quelquefois dans les fractures transversales du rocher.

§ III. *Des phénomènes auriculaires.*

Les cellules mastoïdiennes ne sont qu'un diverticulum de l'oreille moyenne, et la membrane fibro-muqueuse qui les tapisse, n'est qu'une expansion de celle que l'on rencontre dans la caisse du tympan. Ces deux faits expliquent comment les lésions traumatiques de la portion mastoïdienne du temporal peuvent si facilement retentir sur cette cavité, et déterminer ainsi des troubles de l'audition.

Ces phénomènes auriculaires peuvent être primitifs, secondaires ou tardifs.

Les premiers sont ceux qui se manifestent en même temps que l'accident. Le tympan peut avoir été rompu par la violence du traumatisme ; une irradiation, partie de la fracture mastoïdienne, peut être venue intéresser le cadre osseux qui donne insertion à cette membrane, ou avoir intéressé la paroi du conduit auditif externe. Mais ces faits sont rares ; il n'en est plus de même d'un autre phénomène.

Toute fracture de la portion mastoïdienne du temporal, même lorsqu'elle est limitée à quelques cellules, s'accompagne toujours d'un écoulement sanguin plus ou moins notable, tant à l'extérieur qu'à l'intérieur des cavités mastoïdiennes. Si une plaie extérieure, communiquant largement avec le foyer de la fracture, ne procure pas au sang répandu dans les cellules une sortie extrêmement facile, celui-ci s'y accumule peu à peu, gagne successivement les cellules supérieures et le canal pétro-mastoïdien, et tombe enfin dans la cavité de l'oreille moyenne. Il s'en suit une surdité plus ou moins complète, surdité due à une lésion de l'appareil de transmission, celui de perception étant complétement indemne ; il est facile de s'assurer de ce fait en remarquant que le malade perçoit très-bien, et même mieux que du côté sain, les vibrations imprimées à un diapason, ou le tic-tac d'une montre, que l'on applique sur le crâne.

Cette surdité primitive a été constatée dans quelques-unes des observations que nous avons rapportées (1). Dans la plupart des autres, il n'est fait aucune mention de l'état de la fonction auditive. Nous ne pouvons donc rien dire sur la fréquence de ce phénomène ; nous serions pourtant disposé à le croire assez commun dans ce genre de lésions.

Comme accident secondaire, on peut observer une otite moyenne. Le simple travail réparateur qui suit ces traumatismes, et qui est nécessaire pour amener la guérison s'accompagne toujours d'un certain degré d'inflammation, comme le prouve la douleur souvent vive que les blessés accusent à la région qui a été intéressée. Aussi ce faible mouvement phlegmasique peut-il, vu les étroites relations qui unissent les deux fibro-muqueuses, se propager facilement à la caisse tympanique , et déterminer une inflammation légère de cette cavité. Mais le plus souvent, nous le verrons, ces lésions de l'appareil mastoïdien sont compliquées de plaie; la suppuration s'établit et il faut quelquefois un temps long pour que la guérison définitive soit obtenue. Or, pendant tout ce temps, mais surtout au début lors de l'établissement de la suppuration, une otite moyenne simple et bénigne peut se montrer.

Dans certains cas, l'inflammation de la caisse peut prendre une allure, une forme, beaucoup plus grave ; soit que l'individu offre une prédisposition aux affections osseuses, soit qu'un corps étranger reste ignoré au fond de la plaie, la suppuration persiste indéfiniment. Elle est d'abord limitée aux

(1) Observations I, III, VI, XVIII.

cellules mastoïdiennes, puis peu à peu, le temps aidant, elle envahit la caisse. On assiste ainsi à l'évolution lente et progressive d'une carie intéressant à la fois les portions mastoïdienne et pétrée du temporal.

Si la cause est la présence d'un corps étranger, il suffit de l'extraire, et la guérison complète ne se fera pas attendre; M. Péan a publié un beau cas de ce genre (1). Mais au contraire, si le sujet est en puissance de diathèse scrofuleuse, tuberculeuse, ou même syphilitique, la suppuration n'aura aucune tendance à se tarir.

Ce sont ces phénomènes auriculaires tardifs que l'on peut rencontrer dans les plaies et fractures de la portion mastoïdienne du temporal. Heureusement, malgré la fréquence de la suppuration, ces faits sont très-rares.

(1) Observation XVII.

CHAPITRE II.

DES PLAIES DE LA PORTION MASTOIDIENNE DU TEMPORAL.

Les plaies qui peuvent intéresser la portion mastoïdienne du temporal sont de deux sortes : chirurgicales ou accidentelles.

Les premières comprennent deux opérations, que l'homme de l'art pratique dans certaines affections des cellules mastoïdiennes, ou pour extraire des corps étrangers profondément engagés. Il nous aura suffi de mentionner ces traumatismes scientifiques, en faisant toutefois remarquer qu'ils ne sont pas toujours inoffensifs pour le malade. On connaît le cas de ce médecin étranger, le D\u02b3 Berger, qui succomba à la suite d'une trépanation pratiquée pour remédier à une simple surdité ; quelques auteurs ont même dit que le trépan, ayant dépassé les limites internes du tissu osseux, était venu blesser les organes encéphaliques. Bien que ce fait ait été contesté, il indique néanmoins que des accidents graves peuvent survenir à la suite de ces opérations, et il faut une main vraiment habile et exercée pour aller, comme nous l'avons vu faire l'année dernière à l'hôpital Lariboisière, enlever avec la gouge et le maillet, la plus grande partie de l'apophyse mastoïde.

Laissant de côté ces faits, nous n'envisagerons que les plaies survenues à la suite d'un traumatisme accidentel. Elles peuvent reconnaître pour cause, divers agents vulnérants ; nous étudierons successivement ces lésions suivant qu'elles sont produites par des instruments piquants, tranchants ou contondants.

§ I. *Plaies par instruments piquants.*

Nous n'avons pu recueillir qu'un fait de ce genre (1). Le cas a été observé par M. Péan. Il s'agit d'un horloger qui est attaqué dans son magasin par un malfaiteur qui lui assène, sur le côté droit de la tête, un coup violent avec un de ces instruments en acier trempé dont se servent les horlogers pour graver sur les cadrans des pendules. Cet instrument était gros comme un manche de porte-plume, triangulaire, un peu excavé sur ses trois faces et terminé comme un trois-quarts, peu allongé vers la pointe, mais tranchant sur les trois arêtes. Le coup avait porté sur la partie moyenne de l'apophyse mastoïde.

La même blessure pourrait être produite par une épée, une baïonnette, une pointe de sabre, ... etc.

Ces plaies diffèrent notablement suivant l'épaisseur du tissu osseux qui a été intéressé. Ces instruments vulnérants peuvent en effet limiter leur action à la lame de tissu compacte qui limite en dehors les cellules mastoïdiennes. Mais ce fait doit être rare, et le plus souvent ils arrivent plus ou moins près de la lame limitante interne. Un degré de plus,

(1) Observation XVII.

et celle-ci sera elle-même intéressée, fracturée ou enfoncée.
Dans l'observation de M. Péan, il est dit que la lame compacte externe et le tissu spongieux avaient été perforés ; la
lame compacte interne avait été brisée. Enfin l'instrument
peut dans certains cas, traverser l'os de part en part.

Mais dans cette dernière circonstance, on doit faire une
distinction importante suivant que le coup a porté au-dessus
de la base de l'apophyse mastoïde ou au-dessous de celle-ci.
Dans le premier cas, on aura affaire à une plaie pénétrante
vraie du crâne, le plus souvent compliquée de lésions des
organes encéphaliques (méninges, sinus, cervelet), fait qui
leur donne une gravité exceptionnelle. Mais, si au contraire,
l'instrument est venu intéresser l'éminence mastoïdienne
plus ou moins près de son sommet, celle-ci pourra être perforée de part en part sans que l'instrument ait pénétré
dans la cavité encéphalique ; le pronostic sera donc très-dif-
férent dans les deux cas.

Du reste, il faudra tenir grand compte de la direction
qu'aura suivi l'instrument vulnérant. Ainsi, dans le cas déjà
plusieurs fois cité de M. Péan, ce chirurgien a retiré de la
plaie osseuse un fragment de l'instrument qui y était resté
solidement implanté et dont la longueur n'était pas moindre
de 0^m02. De plus, avant l'extraction, on reconnut au moyen
du stylet que le corps étranger était situé à 0^m002 de la
surface de l'os. Voilà donc une plaie qui a intéressé la portion mastoïdienne du temporal sur une longueur de 0^m022
sans déterminer de plaie pénétrante, et nous avons vu (1)
que, d'après nos recherches personnelles, l'épaisseur de l'os
au niveau de la partie moyenne de l'épaisseur mastoïde était
de $14^{cm}63$; une seule fois nous avons trouvé une épaisseur
de 21^{mm}. Aussi faut-il pour expliquer ce cas, admettre
une obliquité marquée de la blessure produite par l'instrument piquant.

(1) Voir p. 18.

Malheureusement il sera toujours difficile, dans cette région plus peut-être que dans tout autre, de décider si l'on est en présence d'une plaie pénétrante ou non pénétrante. On devra tenir compte du volume, du poids, de la longueur de l'instrument vulnérant; mais ces données sont trop vagues pour établir un diagnostic sérieux, et le cathéterisme de la plaie avec une sonde ou un stylet doit être prescrit comme un moyen de diagnostic incertain et dangereux (1). Aussi dans ces circonstances, le chirurgien doit-il se tenir dans une sage réserve, prêt à parer aux accidents qui peuvent survenir.

Le plus souvent d'ailleurs, on aura affaire à une plaie des plus simples. L'épaisseur relativement considérable de cette partie de la boîte crânienne, fait que les instruments ont peu de tendance à la perforer de part en part. Aussi, les blessures se guérissent elles très-rapidement, à moins qu'elles ne s'accompagnent de corps étranger, fait que nous étudierons dans quelques instants.

§ II. *Plaies par instruments tranchants.*

Les plaies des os du crâne par des instruments tranchants ne sont pas très-rares. On en trouve de nombreux exemplaires dans les traités de chirurgie militaire et notamment dans ceux de Percy, Dupuytren, Legouest. Mais ces lésions n'intéressent guère que la voûte de la boîte crânienne. Nous n'avons trouvé aucun exemple de cette blessure intéressant la portion mastoïdienne du temporal : nous n'y insistons donc pas.

(1) Follin. Traité de pathol. ext., t. III, p. 453.

§ III. *Plaies par instruments contondants.*

Pour que des corps contondants puissent produire des lésions de ce genre dans une région aussi limitée que la région mastoïdienne, il faut que ces corps ne soient pas trop volumineux. Cette condition est parfaitement remplie par les petits projectiles mus par la poudre : aussi, tous les faits que nous avons trouvés sur ce sujet dans les auteurs, sont-ils relatifs à des lésions par des balles de fusil ou de revolver. Dans un cas, la plaie osseuse n'a même été produite que par un fragment de balle (1).

Le projectile, qui vient frapper la région mastoïdienne, produit des lésions très-variables suivant la force et la vitesse qu'il possède à ce moment. Quelquefois il est arrivé au bout de sa course, c'est une balle morte, comme on dit; alors le plus souvent les parties molles seront seules intéressées : toutefois l'os peut subir une contusion qui pourra donner naissance soit à une hyperostose, soit même à une nécrose.

Mais, bien plus fréquemment, la balle a encore, au moment où elle vient frapper la portion mastoïdienne du temporal, une puissance suffisante pour produire des lésions osseuses plus ou moins profondes. Quelquefois elle ne détermine qu'un simple enfoncement de la lame externe; mais ce fait est rare, car, une fois cet obstacle franchi, le projectile pénètre très-facilement au milieu des cellules mastoïdiennes, dont les minces cloisons ne sauraient résister. Aussi le plus souvent les balles y pénètrent au quart, à

(1) Observation XI.

moitié, aux trois-quarts, ou même s'y perdent complètement. Dans des cas peu communs enfin, ces projectiles ont pénétré encore plus avant, et ont contracté des rapports importants avec la cavité encéphalique. Si, le plus souvent, ils sont complètement retenus dans l'épaisseur du processus mastoïdien sans faire aucune saillie à l'intérieur du crâne, le cas contraire peut se montrer. Tantôt ils sont situés entre les deux tables et y demeurent fixés en faisant une saillie plus ou moins grande vers la cavité crânienne; la lame interne de tissu compacte est fracturée et enfoncée. Tantôt, traversant toute l'épaisseur de l'os, ils s'arrêtent entre la paroi osseuse et la dure-mère, ordinairement au voisinage de l'ouverture de pénétration qu'ils ont faite. Enfin dans certains cas, ils peuvent aller encore plus loin et pénétrer dans la masse encéphalique.

Les résultats diffèrent également suivant la direction du projectile. Dans les cas où la balle vient frapper d'aplomb, les lésions sont toujours très-accusées, si toutefois le projectile est animé d'une force suffisante. Au contraire, quand il arrive très-obliquement par rapport à la surface osseuse, il peut ne faire que l'effleurer et ressortir presque aussitôte en laissant comme trace de son passage une perte de substance sur l'apophyse mastoïde. Cette lésion existait chez un artilleur, dont Larrey nous a rapporté l'histoire (1), et qui avait reçu un coup de feu de très-près, derrière l'oreill, droite, au moment où il mettait le feu à la pièce. Le projectile avait pénétré au niveau de la partie moyenne de l'apophyse mastoïde, et était ressorti au-devant du conduit auditif, au niveau de l'arcade zygomatique. Dans ce trajet, l'éminence mastoïdienne s'est trouvée échancrée dans la moitié de son épaisseur.

Les lésions osseuses produites par ces corps contondants

(1) Observation IX.

Boullet.   4

sont très-variables. Dans quelques cas, comme nous venons de le voir, on peut observer une simple perte de substance de l'os. Plus souvent, on ne trouve qu'une dépression cupuliforme plus ou moins profonde, logeant le corps étranger. Celui-ci a repoussé devant lui la partie osseuse correspondante qui se trouve réduite en fragments. Ce sont autant de petites esquilles, complication très-fréquente de ces sortes de plaies. Dans d'autres cas plus rares cette lésion osseuse donne naissance à quelques fêlures ou irradiations qui peuvent remonter assez loin. Une lésion de ce genre intéressait probablement la gouttière du sinus latéral et peut-être même les parois de ce vaisseau, chez cet artilleur dont nous avons parlé il y a quelques instants, et qui mourut à la suite d'une rupture du sinus latéral. Du reste, nous reviendrons sur ce fait. Enfin, dans certains cas, la balle a produit non plus une plaie, mais un écrasement, un broiement de l'apophyse mastoïde. Cette lésion existait sur le crâne d'un militaire suicidé, que M. Larrey a présenté à la Société de chirurgie (1).

Les lésions des parties molles qui accompagnent ces plaies par armes à feu ne sont pas moins variables. Elles peuvent présenter une ou deux ouvertures, sans que ce fait puisse renseigner exactement le chirurgien sur la question des corps étrangers restés dans la blessure. Le pavillon de l'oreille, le conduit auditif, les parties supérieures du cou, et le cuir chevelu, sont souvent intéressés.

L'hémorrhagie, dans ces cas, est habituellement insignifiante à moins que des vaisseaux importants aient été lésés ; et encore alors on aurait plutôt à redouter des hémorrhagies secondaires.

Dans aucune des huit observations (2) de faits de ce genre que nous avons rapportées, on ne parle de l'état de

(1) Observation V.
(2) Observations V, IX, X, XI, XIII, XVI, XVII, XX.

a fonction auditive. Nous ne pouvons donc donner aucun renseignement à ce sujet.

D'ailleurs, quand elles ne s'accompagnent pas de corps étrangers, ces plaies contuses doivent être assez bénignes. Toutefois l'os a été plus ou moins contusionné et des parties pourront ultérieurement se nécroser. De plus, des esquilles multiples ont le plus souvent été formées, et, agissant comme corps étrangers, elles rétardent la guérison jusqu'à leur élimination.

Nous voulons seulement parler, en terminant, d'une complication survenue tardivement chez un blessé de Larrey (1). Nous avons déjà parlé à plusieurs reprises de ce cas remarquable : nous voulons parler du canonnier qui reçut un coup de feu derrière l'oreille. Le projectile n'avait produit qu'une échancrure de l'apophyse mastoïde ; la blessure ne contenait aucun corps étranger. « Le blessé était en voie de guérison ; arrivé au trentième jour, allant pendant la nuit au cabinet d'aisances où il fit une chute, il fut frappé d'une apoplexie foudroyante à laquelle il ne survécut que peu d'heures. A l'autopsie on a trouvé les parois membraneuses du sinus latéral droit rompues et un épanchement considérable qui s'était fait sous le cervelet. *Il est évident que cet accident a été le résultat de la chute du blessé*, dont les plaies étaient entièrement cicatrisées. » Nous ne sommes pas du tout de l'avis de Larrey, et nous croyons plutôt qu'une fissure, partie de la plaie mastoïdienne, avait intéressé le sinus latéral, et que la chute a suivi, et non pas précédé, la rupture de ce vaisseau. Pour soutenir le fait contraire, l'auteur aurait dû au moins nous dire quel était l'état de la gouttière osseuse qui loge le sinus latéral. D'ailleurs comment expliquer par une simple chute, sans plaie, sans fracture, la déchirure d'un sinus complètement sain ?

(1) Observation IX.

Ce fait nous prouve qu'il faut toujours réserver son pronostic, d'autant plus que ces plaies se trouvent encore exposées à plusieurs complications, l'érysipèle surtout, dont l'apparition peuvent aggraver singulièrement la situation du malade.

§ IV. *Plaies compliquées de corps étrangers.*

Un des points intéressants de l'histoire des plaies de la portion mastoïdienne du temporal, est la facilité avec laquelle elles s'accompagnent de corps étrangers. C'est une des rares parties de la boîte crânienne capable de dissimuler dans son épaisseur des corps relativement aussi volumineux.

Du reste, ce fait n'avait pas échappé à Dupuytren : « Avant d'entamer la description des lésions des os du crâne par les armes de guerre, il n'est pas inutile de rappeler que, même dans l'âge adulte, il y a des parties de cette boîte osseuse qui sont plus faibles que d'autres, qu'il y en a même de fort minces qui peuvent être très-facilement traversées complètement ou fracturées, tandis qu'il y a d'autres points qui sont très-forts, qui résistent beaucoup, et dans l'épaisseur desquels peuvent même se loger des corps assez volumineux, des balles par exemple. Tels sont les sinus frontaux, l'apophyse mastoïde. On a vu des balles, des biscaïens même, se loger dans ces parties » (1). Quelques pages plus loin, il revient encore sur ce sujet : « Une foule de corps étrangers, d'armes ou de portions d'armes, mais surtout les projectiles lancés par les armes à feu, peuvent se loger dans l'épaisseur des os du crâne. Les grains de plomb surtout sont dans ce cas ; des balles même s'y sont complètement

(1) Dupuytren. Leçons orales, t. VI, p. 145.

perdues. C'est ainsi que l'on a vu de ces projectiles se
loger et se perdre tout à fait dans l'apophyse mastoïde » (1).

Mais les projectiles mus par la poudre ne sont pas les
seuls corps étrangers que l'on puisse rencontrer dans les
plaies de la portion mastoïdienne du temporal. Dupuytren
l'a encore fait remarquer, quand il dit que « les instruments
piquants peuvent se briser et rester fichés dans son épaisseur. » (2) Parmi nos observations, il en est une des plus
intéressantes, dont nous avons déjà parlé et sur laquelle
nous aurons à revenir, qui démontre la possibilité de ce
fait (3).

Les corps étrangers présentent eux-mêmes quelques variétés qui méritent d'être signalées. Ce sont le plus souvent
des balles entières ; mais quelquefois elles peuvent avoir
subi des déformations qui tiennent, soit à un objet extérieur
qu'elles ont rencontré avant de frapper le blessé, soit à la
résistance que leur a opposée l'apophyse mastoïde. Dupuytren a observé un cas de ce genre chez un dragon atteint, à
la bataille de Fleurus, par une balle partie d'un endroit peu
éloigné. « La balle extraite parut inégale : elle offrait surtout un aplatissement très-marqué qui la privait de sa
forme sphérique. Cette déformation fut produite par la résistance qu'opposa l'apophyse mastoïde » (4).

D'autres fois ce n'est plus une balle entière, mais seulement un fragment de ce projectile qui est venu s'enclaver
dans le processus mastoïdien, comme le fait a été observé
chez un blessé de Larrey (5).

Enfin, les corps étrangers peuvent être remarquables par
la longueur vraiment étonnante qu'ils présentent. La por-

(1) Dupuytren. Leçons orales, p. 157.
(2) Dupuytren. Leçons orales, p. 154.
(3) Observation XVII.
(4) Observation XVI.
(5) Observation XI.

tion de l'instrument restée dans le temporal du malade de
M. Péan ne mesurait pas moins de 2 centimètres de longueur (1).

Les accidents consécutifs ne se présentent pas toujours
de la même manière. Si dans quelques cas ces corps étrangers ne déterminent pas d'accidents immédiats, ils n'en sont
pas moins fort dangereux, et tôt ou tard ils finissent par
produire les accidents les plus fâcheux. Quelquefois ces
accidents ne paraissent que fort tard, et même quelques
années après la blessure.

Le plus souvent, les corps étrangers déterminent de suite
la réaction inflammatoire du tissu osseux qui les entoure. La
plaie ne se ferme pas ; la suppuration a diminué, mais il reste
des trajets fistuleux, des otorrhées rebelles à tous les traitements. Quelquefois les apparences peuvent facilement in-
duire en erreur, comme dans l'observation rapportée par
M. Brochin. Dans ce fait, au bout de trois mois, toutes les
plaies étaient complètement cicatrisées, mais il persista un
écoulement de l'oreille contre lequel échouèrent tous les
traitements. Puis, un jour, on remarqua derrière l'oreille
une petite fistule ; le stylet, introduit dans ce trajet, ne tarda
pas à rencontrer le corps étranger (2).

D'autres fois, la plaie se ferme rapidement et les accidents
n'apparaissent qu'au bout de quelques jours, quelques sep-
ténaires, comme chez le grenadier de Larrey. Une balle
avait labouré profondément le muscle crotaphyte, et s'était
arrêtée à la base de l'apophyse mastoïde. Dans les premiers
moments, on ne reconnut point la présence de ce corps
étranger, et cette blessure, très-légère en apparence, fut
pansée simplement. En effet, elle se cicatrisa promptement,
et le quinzième jour le militaire, qui se croyait guéri, demanda son exeat. Mais au moment de sortir il fut pris d'ac-

(1) Observation XVII.
(2) Observation XVII.

cidents graves, et l'on fut obligé de le faire recoucher. On remarqua alors vers la base de l'apophyse mastoïde, derrière l'oreille, une petite tumeur rouge, avec un point de fluctuation au centre. On incisa largement avec le bistouri, et on découvrit une balle profondément incrustée dans le tissu osseux (1). ·

La présence des corps étrangers peut encore donner naissance à des accidents beaucoup plus graves. Tantôt c'est une méningo-encéphalite mortelle qui peut se montrer assez tardivement, le quinzième jour par exemple, comme chez la jeune fille de Demarquay (2). Tantôt c'est une complication plus locale, mais non moins dangereuse par les retentissements qu'elle peut avoir sur les organes encéphaliques; nous voulons parler de la carie de l'apophyse mastoïde et du rocher. Le fait a été observé dans deux de nos observations: dans un cas (3) l'extraction du corps étranger, faite à temps, amena promptement la guérison; dans l'autre (4) la mort s'ensuivit. « Il y avait carie aux cellules de l'apophyse mastoïde, un point de suppuration dans le lobe correspondant du cerveau, et un épanchement purulent dans la fosse moyenne de la base du crâne. » Nulle doute que ces deux dernières lésions ne soient dues à l'altération de la portion mastoïdienne du temporal : ces faits sont bien connus aujourd'hui.

La gravité de ces accidents indique nettement quelle est la conduite à tenir; il faut absolument, dans tous les cas. procéder à l'extraction du corps étranger, et imiter ainsi la pratique de Larrey et de Dupuytren.

Mais il n'est pas toujours aussi commode qu'on pourrait le croire de reconnaître, dans ces sortes de plaies, la présence

(1) Observation X.
(2) Observation XX.
(3) Observation XVII.
(4) Observation X.

des corps étrangers. Pour arriver à faire ce diagnostic, on peut s'aider des commémoratifs de l'accident, de la direction de la plaie. Si la lésion a été produite par un instrument piquant, on se le fera présenter, et s'il est incomplet, on aura la certitude qu'une portion est demeurée fichée dans le tissu osseux. Le simple palper de la région mastoïdienne peut quelquefois révéler la présence d'un corps étranger : c'est ainsi que Dupuytren a pu s'assurer de la présence d'une balle chez un de ses blessés (1). La présence d'une ou de deux ouvertures, dans le cas de plaies par armes à feu, n'a pas, on le sait, une valeur absolue pour résoudre cette question. Enfin on peut sonder la plaie. Les anciens chirurgiens n'y manquaient jamais ; mais aujourd'hui cette pratique est à peu près abandonnée, surtout dans la région où existent des organes importants à la vie. Dans la région qui nous occupe, on peut user avec prudence de ce moyen d'investigation, mais il faut savoir ne pas en abuser et préférer rester dans l'incertitude, que de s'exposer à déterminer une lésion des organes encéphaliques.

Une fois la présence des corps étrangers reconnue, il faut procéder à leur extraction. Quelquefois la suppuration suffit pour les éliminer, comme dans le cas du général Lannes, rapporté par Larrey (2) ; mais ces cas sont les exceptions, et ne se montrent que quand la balle est à peine enchassée dans le tissu osseux. Dans le cas contraire, le même phénomène pourrait encore se produire, mais ce serait au prix d'une suppuration de très-longue durée, et qui pourrait amener, pendant son cours, des accidents extrêmement graves. Aussi faut-il ne pas hésiter, et procéder à leur extraction.

Les procédés d'extraction varient suivant que le corps

(1) Observation XVI.
(2) Observation XIII.

étranger est plus ou moins profondément enclavé dans le processus mastoïdien.

Dans certains cas, l'extraction est des plus faciles : le projectile est à peine entré dans le tissu osseux. Il suffit d'une pince, d'un tire-balle, ou d'un manche de spatule dont on se sert comme levier (1).

Plus souvent, le corps étranger est profondément incrusté dans l'apophyse mastoïde ; il est complètement immobile ; les pinces, les tire-balles, les leviers ne peuvent rien ; alors il faut avoir recours soit à la trépanation, soit à l'évidement.

Une fois le corps étranger retiré, la plaie marche rapidement vers la guérison.

(1) Observation XVI.

CHAPITRE III

DES FRACTURES INCOMPLÈTES DE LA PORTION

MASTOÏDIENNE DU TEMPORAL.

Les fractures qui peuvent se montrer sur la portion mastoïdienne du temporal sont de deux ordres : complètes ou incomplètes.

Les premières sont excessivement rares ; elles n'intéressent que l'apophyse mastoïde ; nous les étudierons d'une manière toute spéciale dans le chapitre suivant. Les secondes ne sont pas très-fréquentes ; cependant elles ont encore été observées assez souvent, et nous avons pu en recueillir un certain nombre de cas.

Mais nous devons distinguer deux variétés de fractures incomplètes dans cette région. Tantôt, en effet, la lésion traumatique est complètement limitée au processus mastoïdien ; toutes les autres portions de la boîte crânienne sont respectées. Tantôt, au contraire, la lésion mastoïdienne n'est, en quelque sorte, qu'un épiphénomène dans un traumatisme plus considérable, plus grave, qui domine la scène. Nous voulons parler des fêlures et fissures qui se produisent si souvent sur cette portion osseuse dans les fractures du crâne, et surtout dans les fractures longitudinales du rocher. Bien que le plus souvent, dans ces cas, cette lésion mastoïdienne soit négligée et passe inaperçue, il est cependant, croyons-nous, fort important de relever ces faits

pour prouver qu'ils peuvent expliquer certains symptômes,
certains accidents qui se montrent dans les fractures de
la base du crâne.

Dans un premier paragraphe nous étudierons les fractures incomplètes proprement dites , et dans un second
nous exposerons plus brièvement les fêlures et fissures de
la portion mastoïdienne du temporal dans les fractures de
la base du crâne.

§ I. — *Des fractures incomplètes proprement dites.*

Quand un corps vulnérant vient frapper la portion mastoïdienne du temporal, ou quand, dans une chute, cett e
portion osseuse vient heurter un corps résistant et saillant,
la lame externe de tissu compacte tend à s'enfoncer vers le
plan médian. Si le coup a porté sur l'apophyse, la lame interne peut avoir subi en même temps la violence du choc,
elle peut céder à l'impulsion, et alors il se produit une fracture complète de cette éminence osseuse. Mais, nous avons
vu que la table externe est habituellement plus mince que
l'interne; celle-ci pourra donc résister à la violence extérieure. La table externe, au contraire, qui offre, surtout
vers l'apophyse, une épaisseur quelquefois si minime, se
laisse facilement déprimer, et une fracture incomplète par
enfoncement est produite.

Mais l'agent vulnérant peut venir intéresser la région
osseuse située au-dessus de la base de l'apophyse mastoïde
ou au niveau même de celle-ci. Dans ce cas, la fracture
complète n'est plus possible : une fracture incomplète ou
une plaie osseuse peuvent seules se montrer. Si le corps est
arrondi, assez volumineux, si surtout il n'est animé que d'une
force relativement faible, c'est la première lésion qui sera
produite. Mais si, au contraire, le traumatisme est dû à un
corps petit, peu volumineux, plus ou moins atténué à son

extrémité, et s'il a une grande puissance d'impulsion, si c'est une balle, par exemple, une plaie osseuse aura beaucoup plus de tendance à se produire.

D'ailleurs, ces fractures ne consistent pas toujours en un simple enfoncement de l'os. Quelquefois, quand la tête a été atteinte par un coup sec, rapide, il peut simplement se former une fêlure avec de petites irradiations ne dépassant pas la région mastoïdienne du temporal.

Ces sortes de fractures incomplètes se voient, d'ailleurs, dans beaucoup d'autres points du corps. On les a observées souvent à la voûte du crâne, au niveau des sinus frontaux : plus rarement, on les a rencontrées aux membres sur les extrémités spongieuses des os longs.

On se rend facilement compte du mécanisme de ces fractures par la structure, non pas seulement spongieuse, mais on pourrait dire celluleuse, du processus mastoïdien. La lame externe, dont nous avons déjà fait remarquer la minceur, quelquefois vraiment surprenante, n'est, en effet, sou tenue que par les minces cloisons osseuses qui séparent les sinus mastoïdiens. Ces cloisons sont formées par une lamelle de tissu compacte, complètement transparente, d'une épaisseur de quelques dixièmes de millimètres ; elles sont ordinairement incomplètes, s'entrecroisent les unes avec les autres, et ne relient que très-indirectement et d'une manière tout à fait imparfaite les deux lames de tissu compacte. Aussi, une violence extérieure, même de faible intensité, a-t-elle facilement raison de la résistance que lui oppose cette surface osseuse.

Nous avons rapporté huit cas de ce genre, sans compter les faits signalés par MM. Renard et Lach à la Société médicale du Haut-Rhin.

Ces fractures incomplètes de la portion mastoïdienne du temporal reconnaissent pour *Causes* : tantôt une chute (fait assez rare, car nous ne possédons qu'un seul fait de ce genre) (1), tantôt, et presque toujours, un coup porté sur la région mastoïdienne. Dans un cas, c'était un coup de pied (2); dans un autre, une pierre lancée dans une rixe (3); dans un troisième, une manivelle de treuil qui est venue frapper violemment l'apophyse mastoïde (4). Dans tous ces cas, on le voit, le corps vulnérant était peu volumineux : ce qui confirme ce que nous avons dit plus haut du mécanisme de ces lésions.

L'âge doit avoir une influence considérable sur la production de ces fractures. En effet, tant que les cellules mastoïdiennes sont peu développées, la lame externe se trouve assez bien soutenue, et offre ainsi une résistance plus grande aux violences extérieures. Aussi, ces lésions sont-elles habituellement observées sur des sujets arrivés à l'âge adulte.

L'*Anatomie pathologique* de ces lésions est des plus simples. Du côté de l'os on trouve, tantôt un enfoncement, tantôt une fêlure avec irradiations. Dans le premier cas, la lame externe est déprimée vers le plan médian; elle est fracturée en petits fragments maintenus plus ou moins dans leur position par le périoste, qui est toujours assez bien conservé. Dans le second cas, on ne voit à la surface de l'apophyse mastoïde, qui a gardé sa configuration et sa forme normales, que des fêlures ou fissures qui vont plus ou moins loin de leur point d'origine. Elles sont en petit nombre et ne dépassent pas ordinairement la portion mastoïdienne du temporal; pour les bien voir, il faut enlever le périoste. Mais la lésion n'est pas si superficielle qu'elle paraît l'être; elle pénètre dans l'épaisseur du processus mastoïdien et intéresse les cellules aérifères; seulement ces dernières sont peu altérées.

(1) Cas de Dolbeau.
(2) Observation III.
(3) Observation VI.
(4) Observation XVIII.

Le plus souvent, ces fractures s'accompagnent d'une plaie extérieure, communiquant habituellement avec le foyer de la fracture. Les parties molles environnantes sont plus ou moins contuses et infiltrées de sang. Quand les téguments ne présentent pas de solution de continuité, on trouve du liquide sanguin épanché dans les tissus sous-cutanés.

Les fractures incomplètes de la portion mastoïdienne du temporal présentent un certain nombre de *Symptômes*, dont l'étude ne manque pas d'intérêt. Quelques-uns même ont une importance toute spéciale.

Au moment de l'accident, l'encéphale est lui-même le plus souvent légèrement impressionné, et il n'y a rien dans ce fait qui doive nous étonner, puisque toutes les fois qu'un traumatisme porte sur l'extrémité céphalique, même sans déterminer de lésion osseuse, des phénomènes cérébraux quelquefois graves peuvent se manifester. Dans les cas qui nous occupent, les accidents sont habituellement excessivements légers ; ce n'est en général qu'une perte de connaissance de quelques instants, et souvent le malade, revenu à lui, a pu faire, seul et à pied, plusieurs kilomètres pour rentrer chez lui (1). Nous pouvons dire que chez ces malades le système nerveux a été à peine intéressé, car on ne peut guère donner le nom de commotion cérébrale à des phénomènes de si faible intensité.

Presque tous les blessés ont présenté une plaie située au niveau de la fracture; dans un seul cas (2), les parties molles étaient intactes. Ces solutions de continuité ne donnent lieu qu'à un écoulement sanguin très-modéré ; le sang peut gagner le conduit auditif externe, et en imposer pour une ottorrhagie vraie ; mais il suffit d'être prévenu de ce fait pour éviter de commettre cette erreur.

La plaie extérieure communique le plus souvent avec le

(1) Observations III, VI, XVIII.
(2) Observation XVIII.

foyer de la fracture, et comme celle-ci a déterminé une solution de continuité dans la paroi externe des cellules mastoïdiennes, le fait de cette communication peut être facilement démontré en soumettant le malade à l'expérience de Valsava. Les sinus aérifères étant plus ou moins largement ouverts en dehors, l'air s'échappe facilement par la plaie extérieure. L'expérience a été rarement tentée, mais dans le seul fait où elle l'ait été, elle a pleinement réussi (2). Toutefois, il est bon de savoir que plusieurs causes pouvaient empêcher le phénomène de se produire. Du sang coagulé peut remplir les sinus mastoïdiens et même le canal pétro-mastoïdien, la cavité du tympan, et s'opposer ainsi à la sortie de l'air. La membrane du tympan peut être largement rompue, et, dans ce cas, l'air n'a plus guère de tendance à venir jusqu'aux cellules de l'apophyse mastoïde. Enfin la fracture peut ne consister qu'en une simple fêlure ou fissure, le périoste peut être indemne, et la communication des sinus aérifères avec la plaie extérieure étant insuffisante, le phénomène ne se produit plus. Il ne faut donc pas attacher à son absence une trop grande importance.

Dans quelques cas la plaie extérieure peut être petite, ou ne pas intéresser toutes les parties molles, ou bien encore les téguments peuvent être intacts. On pourra alors observer un emphysène de la région, comme chez le jeune garçon dont parle Dolbeau.

Nous avons dit que les parties pouvaient avoir conservé toute leur intégrité. L'absence de plaie, bien qu'un fait heureux pour le malade, rend ces cas d'un diagnostic beaucoup plus difficile. On observe bien, il est vrai, une ecchymose de la région, mais elle peut tenir tout aussi bien ou même mieux à une contusion directe des parties sous-cutanées par la violence extérieure, qu'à l'épanchement sanguin dû à la

(1) Observation III.

fracture. Aussi dans ces cas, comme d'ailleurs dans tous les faits de fracture par cause directe, l'ecchymose n'a aucune valeur diagnostique.

Un autre phénomène plus important se montre souvent dans ces fractures. Nous le trouvons signalé dans plus de cinq de nos observations (1). C'est l'écoulement sanguin par le conduit auditif externe. Quand, dans le premier chapitre de notre travail, nous avons parlé de l'otorrhagie (2), nous avons fait remarquer que, parmi toutes les lésions traumatiques de l'apophyse mastoïde, les fractures incomplètes étaient celles qui donnaient le plus souvent naissance à ce phénomène ; nous l'avons étudié d'une façon toute spéciale dans ces lésions. Il est donc inutile d'y revenir, nous ne ferions que répéter ce que nous avons déjà dit. Nous ferons seulement remarquer que cet écoulement sanguin peut être abondant, et même présenter une certaine continuité. On sait quelle importance on a attribué à une otorrhagie qui présente ces deux caractères. Nous avons déjà dit que nous croyons qu'on l'avait exagérée, et que, pour nous, l'écoulement sanguin, même abondant et continu, ne tenait le plus souvent qu'à la brisure des cellules mastoïdiennes ; seulement, tantôt cette lésion est la seule que l'on trouve sur le temporal, tantôt au contraire elle accompagne une fracture du rocher.

L'appareil auditif, qui présente des relations si intimes avec les cellules mastoïdiennes, est lui-même le plus souvent intéressé. La membrane du tympan peut être déchirée comme dans le cas de M. Panas : cependant ce fait est rare, et d'ailleurs nous savons qu'il n'est pas nécessaire pour que l'otorrhagie puisse se produire. Plus souvent la fonction

(1) Obs. VI, XVIII, XXI, XXII. Cas de M. Panas, cas de MM. Rénard et Lach.
(2) Voir p. 38.

auditive est atteinte. Dans trois de nos observations (1), les blessés ont présenté une surdité complète. Ncus nous sommes déjà expliqué sur ce phénomène (2) dans une autre partie de notre travail. L'appareil de perception est intact, celui de transmission seul est intéressé ; nous avons indiqué le moyen de s'en assurer. Pour nous, notre conviction est que ce fait est dû à un simple épanchement de sang dans la cavité tympanique ; le sang provenant de la déchirure et de la rupture des cellules mastoïdiennes ne trouvant pas une issue facile par la plaie extérieure s'est accumulé dans leur cavité, et, montant peu à peu, a fini par gagner le canal pétro-mastoïdien d'où il s'est déversé dans la caisse du tympan. Cette explication nous paraît très-satisfaisante ; elle rend compte des troubles apportés au seul appareil de transmission, et aussi de l'amélioration qui ne tarde pas à se montrer dans ce symptôme.

Enfin, dans certains cas, on peut sentir avec le doigt, avec une sonde ou un stylet, un enfoncement plus ou moins prononcé. Il faut savoir que cet enfoncement peut être très-accusé, et que de prime abord on pourrait facilement le confondre avec un enfoncement véritable vers l'encéphale ; Blandin a observé un exemple de cette méprise (3).

Les *Suites* de ces fractures incomplètes sont d'une grande simplicité dans la majorité des cas. Quand il n'existe aucune lésion des parties molles, la guérison est très-rapide ; cependant on sait que le D. Chevance a observé une pneumato-cèle du crâne, qui reconnaissait pour origine une fracture des cellules mastoïdiennes. Si les téguments ont été intéressés, on observe une légère inflammation locale, et la suppuration ne tarde pas à s'établir. Elle entraine dans certains

(1) Obs. III, VI, XVIII.
(2) Voir p. 41.
(3) Blandin. Anat. chirurg., p. 57.

cas, quelques petites esquilles (1), mais elle diminue bientôt et au bout de quelques semaines la plaie est cicatrisée.

Cependant, on peut quelquefois observer certaines complications qui viennent entraver la marche de la lésion vers la guérison, et aggraver le pronostic. Nous venons de signaler la possibilité du développement d'une pneumatocèle du crâne à la suite de ces traumatismes. On peut encore observer une otite moyenne suppurée ; le Dr Benoît a observé un cas de ce genre ; l'otite guérit , mais avec perte de l'ouïe (2).

Le *Diagnostic* de ces fractures incomplètes n'est pas toujours chose facile, comme on pourrait le penser. Quand il n'existe aucune plaie extérieure, on pourrait croire à une simple contusion ; mais on remarquera que dans le cas de fracture la douleur est plus limitée, plus tenace ; d'ailleurs, la surdité, l'otorrhagie ne permettent guère l'hésitation. Même dans le cas où les parties molles présentent une solution de continuité, il n'est pas toujours facile de reconnaître la fracture. Le périoste peut être conservé, la fracture peut ne consister qu'en fêlures ou fissures. Dans ces cas encore, il faudra surtout se baser sur l'écoulement de sang par l'oreille, et sur les phénomènes auditifs, pour poser un diagnostic.

L'ensemble des symptômes observés chez un malade, peut souvent faire penser à une fracture du rocher, et nous pensons volontiers avec M. Duplay, que l'erreur a été souvent commise ; ce qui expliquerait le nombre de cas relativement considérable, où ces lésions ont été suivies de guérison. En effet, un malade fait une chute ou reçoit un coup sur le côté de la tête ; il y a perte de connaissance pendant quelques instants, otorrhagie abondante et continue, surdité complète ;

(1) Observation III.
(2) Observation XXII.

il est très-naturel de penser à une fracture du rocher. Ce diagnostic cependant peut n'être pas l'expression de la vérité, car tous ces phénomènes, tous, sans exception, peuvent être produits par une simple fracture des cellules mastoïdiennes, ou du moins accompagner cette lésion.

§ II. *Des fêlures ou fissures de la portion mastoïdienne du temporal dans les fractures de la base du crâne.*

Les fractures du crâne, aussi bien celles de la voûte que celles de la base, s'accompagnent d'irradiations multiples, qui s'étendent souvent au loin. On sait aussi que, depuis les travaux d'Aran, les prétendues fractures de la base par contre-coup, sont presque constamment des fractures par irradiations, c'est-à-dire, des solutions de continuité qui, commençant à la voûte, se sont propagées à la base.

La fréquence de ces irradiations, fêlures ou fissures, est un des caractères des fractures de la boîte crânienne. Or, très-souvent, ces solutions de continuité intéressent la portion mastoïdienne du temporal. Les faits de ce genre abondent, et si nous avions voulu rapporter tous les cas de ce genre, nous aurions pu, sans nous donner beaucoup de peine, en réunir un nombre considérable.

Ce genre de lésion de la portion mastoïdienne du temporal, se voit surtout dans les fractures du rocher, et notamment dans les variétés longitudinales. Mais ce ne sont pas les seuls cas: quelquefois le rocher est complétement indemne; une fracture des pariétaux ou de l'occipital envoie vers le processus mastoïdien une irradiation qui le divise dans toute son épaisseur, et vient se terminer à la partie la plus reculée du trou déchiré postérieur, c'est-à-dire au niveau du golfe de la veine jugulaire. Nous avons rapporté deux faits de ce genre (1).

(1) Observations VII, XIX.

Nous voulons seulement appeler l'attention sur trois phénomènes observés dans les cas de fractures du rocher, et qui trouvent, croyons-nous , leur explication dans cette lésion de l'apophyse mastoïde. Ces trois phénomènes sont :

L'otorrhagie ;

L'ecchymose mastoïdienne ;

Les lésions du sinus latéral.

1° *Otorrhagie.* — L'écoulement de sang par l'oreille est considéré, on le sait, tous les auteurs sont d'accord sur ce point, comme un bon signe pour le diagnostic des fractures du rocher, quand il est abondant et continu. Il indique de plus que la fracture est probablement longitudinale, c'est-à-dire, parallèle à l'axe de la pyramide.

Cet écoulement sanguin a été attribué à des lésions variées; lésion des sinus, lésion de l'artère meningée moyenne, voire même lésion de l'artère stylo-mastoïdienne. Mais ces faits sont rares ainsi que le démontrent les autopsies ; ils expliqueraient bien cependant les cas d'otorrhagie observés dans les fractures transversales du rocher. Mais nous croyons, avec M. Trélat, que dans le cas de fracture longitudinale de cet os, ce phénomène tient à la brisure des cellules mastoïdiennes. Dans ce cas, en effet, on rencontre constamment une fêlure (quelquefois plusieurs) de la portion mastoïdienne du temporal ; la lésion des cellules mastoïdiennes est donc la règle; celle des sinus ou autres vaisseaux sanguins est au contraire l'exception.

D'ailleurs dans certains cas de fracture du crâne, où le rocher a été complètement respecté, et où la portion mastoïdienne du temporal présentait une solution de continuité sous forme de fêlure (1), on a observé une otorrhagie abondante et continue.

(1) Observation VII, XIX.

Ces faits nous paraissent donc démontrer d'une façon péremptoire que dans les fractures longitudinales du rocher, l'écoulement sanguin par le conduit auditif externe est dû à une brisure des cellules mastoïdiennes, dans la très-grande majorité des cas; les faits contraires sont de rares exceptions.

2° *Ecchymose mastoïdienne.* — L'apparition d'ecchymoses en divers points de la base du crâne, à la suite d'un violent traumatisme, peut fournir quelques présomptions, non-seulement sur l'existence d'une fracture, mais encore sur le siége de celle-ci.

On connaît la valeur diagnostique importante de l'échymose palpébrale, et celle beaucoup moindre de l'ecchymose pharyngienne.

On peut encore observer une troisième variété, siégeant à la région mastoïdienne : aussi lui a-t-on donné le nom d'*Ecchymose mastoïdienne.*

On ne lui accorde pas généralement une grande importance diagnostique. Nous croyons cependant que, quand la violence extérieure n'a pas intéressé directement la région mastoïdienne, elle constitue un excellent symptôme. En effet, la cause de l'ecchymose, dans ce cas, est une fêlure de la portion mastoïdienne du temporal ; les cellules aérifères ont été déchirées, et le sang épanché s'infiltre dans la région.

Mais l'apparition de cette ecchymose est très-tardive; elle ne se montre souvent que le quatrième ou le cinquième jour, quelquefois plus tard encore. Le temps relativement long que ce phénomène met à se manifester, tient évidemment à l'épaisseur des parties fibreuses (périoste, insertion du muscle sterno-cléido-mastoïdien, aponévrose de la région) que le liquide sanguin a à traverser pour atteindre la région cutanée.

Aussi nous croyons que, quand le coup n'a pas porté sur l'apophyse mastoïde, l'ecchymose mastoïdienne à une grande valeur diagnostique. Mais pas plus que l'otorrhagie abondante et continue, elle n'annonce d'une manière certaine l'existence d'une fracture du rocher ; elle indique seulement que la portion mastoïdienne du temporal a été intéressée par la fracture.

3° *Lésion du sinus latéral.* Ces fêlures ou fissures qui, dans les fractures du crâne, intéressent la portion mastoïdienne du temporal, viennent le plus souvent aboutir au trou déchiré postérieur, au niveau du golfe de la veine jugulaire. Dans ce trajet, la gouttière osseuse qui loge le sinus latéral se trouve fatalement lesée, et les parois du vaisseau, dont l'adhérence au tissu osseux est si intime, peuvent s'en ressentir. C'est ainsi que s'expliquent ces hémorrhagies méningées, ces vastes épanchements de sang consécutifs aux fractures de la base du crâne. Ici encore le phénomène dépend de la lésion de la portion mastoïdienne du temporal.

CHAPITRE IV.

DES FRACTURES COMPLÈTES DE L'APOPHYSE MASTOÏDE.

L'historique de cette partie de notre travail est excessivement simple : malgré toutes les longues recherches que
nous avons faites dans les traités généraux et spéciaux,
anciens, modernes ou contemporains, nous n'avons pu
recueillir que deux cas de fracture complète de l'apophyse
mastoïde : l'un est dû à Dupuytren (1), l'autre nous est personnel et n'a pas encore été publié (2).

Nous n'avons trouvé aucune observation de ce genre
dans les journaux, revues, bulletins de sociétés savantes etc.
Toutefois nous avons relevé un fait relaté par Larrey (3),
où dans un traumatisme complexe intéressant notamment
la base du crâne, il y eut un écrasement de l'apophyse
mastoïde. Mais ce cas ne saurait rentrer dans l'affection que
nous étudions dans ce chapitre : la lésion de l'apophyse
mastoïde n'était que bien peu de chose, en face des autres
désordres que présentait le blessé. Aussi, n'admettrons-
nous comme exemples de faits avérés de fracture complète
de l'apophyse mastoïde, que les deux cas cités plus haut.

Malgré le petit nombre de matériaux que nous avons pu
réunir sur ce sujet, nous croyons cependant pouvoir présenter quelques considérations sur cette affection : d'ailleurs
les quelques expériences cadavériques que nous avons ins-
tituées à cet égard, et dont on trouvera la relation après les

(1) Observation II.
(2) Observation I.
(3) Observation V.

observations (1), nous ont permis de nous rendre compte de certaines particularités qui ont trait à cette variété de fracture.

§ I. *Etiologie.*

Fréquence. La fracture complète de l'apophyse mastoïde est donc une lésion excessivement rare : toutefois, s'il n'en existe encore que deux observations dans la science, nous sommes en droit de croire qu'elle a été observée plus souvent, et, pour avancer cette opinion, nous nous appuyons sur cette phrase de Dupuytren (2) :

« Mais si l'apophyse mastoïde, atteinte par une balle, peut recevoir et loger cette balle dans son épaisseur, ce même projectile ou tout autre, peut la fracturer en éclats, ou la détacher complètement du crâne par sa base. *C'est un cas qu'il nous a été donné de voir plusieurs fois en 1814* »

Il n'est donc pas douteux que ce chirurgien ait eu à traiter plusieurs fois des cas de ces fractures. Mais il est à regretter que Dupuytren, qui nous a laissé, dans ses « *Leçons de clinique chirurgicale* » tant de faits des plus intéressants, nous ait privés de la relation complète de ces faits.

Cette excessive rareté de ces fractures est due, suivant nous, à ce qu'il faut, pour qu'elles se produisent, plusieurs conditions spéciales qui ne se trouvent toutes remplies en même temps que fort difficilement : nous nous expliquerons d'ailleurs à ce sujet, quand nous aborderons leur mécanisme.

Causes prédisposantes. — *Age.* — Au point de vue étiologique de cette fracture, l'âge a certainement une certaine importance. Dans les deux cas connus, les malades étaient arrivés à l'âge adulte : l'un avait 36 ans, l'autre 23 ans.

(1) Voir p. 122.
(2) Dupuytren. Leçons orales de clinique chirurgicale, t. VI, p. 188.

Cette influence de l'âge, au point de vue qui nous occupe, se trouve suffisamment expliquée par les différences de volume, de saillie et surtout de structure que présente cette portion osseuse suivant les âges : nous avons insisté sur ce point, d'une manière toute spéciale, dans la partie anatomique de notre travail.

Chez le nouveau-né, l'apophyse est à peine marquée, et est exclusivement formée de tissu compacte : aussi n'a-t-elle aucune tendance à subir les effets des lésions traumatiques. Et cependant elle peut subir, au moment de l'accouchement, une violente pression, à laquelle elle ne pourrait certainement pas résister, si elle présentait la configuration et la structure que nous lui voyons chez l'adulte.

Souvent en effet, obéissant à des indications multiples, l'accoucheur est forcé de terminer l'accouchement par l'application du forceps. Que cette application soit oblique ou directe, qu'elle soit faite au détroit supérieur, dans l'excation ou à la vulve, dans tous les cas, les cuillers du forceps doivent, pour que l'application soit régulière et bien faite, embrasser l'oreille par leur ouverture ; de telle sorte que la branche postérieure de chaque cuiller appuie nécessairement et directement sur l'apophyse mastoïde correspondante.

Néanmoins, malgré la constriction souvent énergique que l'accoucheur exerce sur la tête de l'enfant, on n'a jamais observé de fracture de la portion mastoïdienne du temporal. Nous avons fait des recherches spéciales sur ce sujet, et aucun auteur n'a signalé la lésion à la suite des applications de forceps. Le fait, d'ailleurs, était facile à prévoir, car cette partie osseuse ne subit aucune lésion de la part du forceps, non-seulement par sa configuration et sa structure à cet âge, mais aussi par le coussinet protecteur que lui forme le tissu cellulo-graisseux très-abondant dans cette région chez le nouveau-né.

Chez l'adulte, au contraire, l'apophyse mastoïde est saillante, volumineuse, et quelquefois dejetée en dehors, le tissu cellulo-graisseux sous cutané est réduit à une couche d'une faible épaisseur, et la structure de l'apophyse a entièrement changé. De compacte qu'elle était, elle est devenue non-seulement spongieuse, mais bien plus, elle s'est creusée d'un grand nombre de cellules plus ou moins spacieuses. Nous avons vu notamment qu'au niveau de la base de l'apophyse, était une rangée de grandes cellules à grand diamètre horizontal, et qui souvent, par suite de la résorption des cloisons osseuses qui les séparent, se trouvent à ne plus former qu'une cavité unique de grande dimension.

Nous trouvons donc, chez l'adulte, un ensemble de conditions anatomiques qui tendent toutes à faciliter l'action des lésions traumatiques.

Sexe. Les deux cas que nous avons rapportés ont été observés chez des hommes : peut-être le sexe y est-il pour quelque chose, car nous avons vu que, d'après M. Richet, l'apophyse mastoïde était moins saillante chez la femme que chez l'homme. Mais nous croyons que l'influence du sexe est la même, dans le cas qui nous occupe, que dans les lésions traumatiques en général : l'homme, en effet, est bien plus exposé que la femme à toutes les traumatismes par la nature même de ses travaux et de ses occupations.

Causes efficientes. — « Les petits projectiles, mus par la poudre à canon, sont succeptibles de produire une fracture complète de l'apophyse mastoïde, de la détacher du temporal ; même c'est là le seul mécanisme qui explique cette lésion. La forme conoïde de l'apophyse, la largeur de sa base, mettent sa résistance au-dessus de tous les efforts que pourrait faire l'un ou l'autre des sterno-cléido-mastoïdiens, seuls muscles dont la contraction tendrait à la fracturer ;

d'un autre côté, les coups où les chutes dont la violence serait capable de produire la séparation de l'apophyse, ne borneraient pas là leur action, mais, ainsi qu'il résulte d'expériences faites sur le cadavre, auraient plutôt une disposition à déterminer une fracture du rocher. » (Poinsot)(1).

Nous nous rallions entièrement à la première partie de cette proposition, et nous devons admettre que les petits projectiles, mus par la poudre à canon, sont succeptibles de produire une fracture complète de l'apophyse mastoïde, de la détacher du temporal ; le cas que Dupuytren a apporté (2) et ceux qu'il dit avoir observés, sont pour nous une preuve de l'efficacité de cette violence extérieure.

Mais nous ne pouvons dire, avec M. Poinsot, que c'est là le seul mécanisme qui explique cette lésion. Cet auteur était évidemment dans son droit d'avancer cette proposition, à l'époque où il écrivait ; car aucune expérience cadavérique, et surtout aucun fait clinique n'étaient encore venu prouver le contraire. Mais aujourd'hui nous ne nous trouvons plus dans les mêmes conditions ; car nous venons d'avoir là bonne fortune d'observer un cas remarquable de fracture complète de l'apophyse mastoïde par coup de pied de cheval (3), et de plus nous avons pu obtenir facilement cette même lésion dans nos expériences cadavériques (4). Les petits projectiles, mus par la poudre à canon, ne doivent donc plus désormais avoir, pour ces fractures, le monopole que leur a accordé, peut-être un peu facilement, M. Poinsot.

D'ailleurs, nous ne voulons pas dire que ce mécanisme soit facile à saisir : on comprend facilement, en effet, que les coups où les chutes, dont la violence est capable de produire

(1) Poinsot. Nouveau Dict. de méd. et de chirurg. pratiques, t. XXI p. 728.

(2) Observation II.

(3) Observation I.

(4) Voir p. 122.

la séparation de l'apophyse mastoïde, ne bornent pas là leur action. Nous avons même rapporté une observation de Larrey qui vient confirmer ce fait : il s'agit d'un cas d'écrasement complet de l'apophyse mastoïde, s'accompagnant de plusieurs lésions graves, et notamment d'une fracture de la base du crâne (1). Il est même certain, que ces lésions complexes doivent être les cas les plus fréquents : toutefois, nous verrons, en parlant du mécanisme de ces fractures, que le point d'application et la direction de la violence extérieure, a, selon nous, une grande importance, au point de vue des résultats qu'elle produit, ainsi que nous l'ont démontré nos expériences cadavériques.

On a pu remarquer que M. Poinsot invoque, pour nier la possibilité de fractures complètes de l'apophyse par coups ru chutes, des expériences cadavériques. Nous ignorons si ces expériences ont été publiées ; en tout cas, nous n'en avons eu aucune connaissance. Nous aurions cependant vivement désiré être mis au courant des détails de ces expériences ; dans quelles conditions l'expérimentateur s'était placé, de quels sujets il s'était servi, de quelle manière il avait agi sur l'apophyse mastoïde..., etc... Les résultats négatifs des expériences dont parle M. Poinsot, nous ont, en effet, beaucoup étonné, car, en nous mettant dans certaines conditions, il nous a été toujours été très-facile de produire ces fractures sur le cadavre ; nous pouvons en appeler au témoignage de notre ami M. Vimont, interne-lauréat des hôpitaux, qui a bien voulu nous aider dans nos premières expériences.

Il est donc bien prouvé aujourd'hui, et par la clinique et par la pathologie expérimentale, que des coups, portés sur l'apophyse mastoïde, peuvent la détacher complètement de la base du crâne. Mais en est-il de même des chutes sur le

(1) Observation V.

côté de la tête ? Nous ne pouvons l'affirmer d'une·manière absolue, car nous ne possédons aucun fait qui nous en démontre la réalité, et nous n'avons fait aucune expérience cadavérique sur ce point. Toutefois, si cette fracture est possible à la suite de coups portés sur la région mastoïdienne, nous pensons qu'il serait irrationnel de ne pas l'admettre pour les chutes sur le côté de la tête. Dans les deux cas, en effet, le mécanisme est le même ; seulement, dans l'un c'est le corps vulnérant qui va frapper la tête, dans l'autre c'est celle-ci qui va au devant du premier. Pour nous donc, les chutes, tout aussi bien que les coups, peuvent produire ces fractures, dans certaines circonstances.

Reste à examiner, comme cause fracturante, l'action musculaire. A priori, cette action paraît insuffisante pour arracher l'apophyse mastoïde. En effet, sa forme est pyramidale, sa base épaisse et assez volumineuse. D'un autre côté, le seul muscle, auquel on pourrait attribuer cette puissance, est le sterno-cléido-mastoïdien. Or celui-ci ne s'attache pas uniquement au processus mastoïdien : il prend également des insertions importantes sur les deux tiers externes de la ligne courbe supérieure de l'occipital ; son action se trouve donc partagée, dédoublée, et comme telle, ne peut guère agir assez violemment sur l'apophyse pour la fracturer. Aussi, à l'état normal, nous la croyons, avec M. Poinsot, tout à fait insuffisante pour produire la lésion qui nous occupe.

Nous devons cependant faire à ce sujet quelques réserves. L'anatomie nous montre la base de l'apophyse mastoïde creusée de grandes cellules, réduites quelquefois en une seule cavité ; de sorte que, à ce niveau, cette partie osseuse n'a pour résister à l'action du muscle sterno-cléido-mastoïdien que les deux minces lames de tissu compacte qui la limitent en dedans et en dehors. Or, ces lames peuvent, principalement chez le vieillard, subir une sorte d'atrophie, qui rendrait compte, jusqu'à un certain point, de la possibilité de fracture par action musculaire. Cet amincissement du tissu compacte de l'apophyse mastoïde, peuvent d'ailleurs se montrer dans quelques affections de cette apophyse, telles que la carie, le cancer... qui pourraient peut-être de cette manière être considérées comme causes prédisposantes de ces fractures.

Pour nous résumer, nous dirons qu'aujourd'hui il est démontré, que les projectiles des armes à feu, les coups et les chutes, mais les premiers surtout, peuvent produire la fracture complète de l'apophyse mastoïde. Quant aux fractures par action musculaire, on ne saurait, à l'heure qu'il est, les admettre d'une manière positive, mais on doit les considérer comme possibles, dans certains états pathologiques du processus mastoïdien.

§ II. — *Mécanisme.*

Le mécanisme de ces fractures est facile à saisir : il y a une application brusque d'une violence extérieure, au niveau de l'apophyse mastoïde qui tend à s'enfoncer vers l'axe du corps.

Si la lame de tissu compacte qui limite en dehors les cellules mastoïdiennes, est suffisamment épaisse, elle résiste ; et l'apophyse mastoïde se fracture à sa base, c'est-à-dire à son point faible, là où sa structure celluleuse est plus accusée. Si, au contraire, la lame externe est d'une faible épaisseur ou réduite à une mince coque osseuse, nous aurons, non plus une fracture complète, mais un simple enfoncement du tissu du processus mastoïdien, c'est-à-dire une fracture incomplète du genre de celles que nous avons étudiées dans le chapitre précédent (1).

(1) Voir p. 59.

Il faut aussi considérer, d'une manière précise, le point d'application de la violence extérieure : ce point a, selon nous, une importance capitale dans la question qui nous occupe. Si nous supposons, en effet, le point d'application au niveau même de la base de l'apophyse mastoïde, celle-ci n'aura aucune tendance à se rapprocher du plan médian, et la force extérieure agira bien plus sur la base du crâne et notamment sur le rocher, que sur l'apophyse mastoïde. Les choses auront encore plus de tendance à se passer ainsi, si le coup porte au-dessus de la base de l'apophyse mastoïde. Mais si, au contraire, le corps vulnérant frappe plus ou moins près du sommet de l'apophyse, ou mieux encore sur ce sommet même, l'apophyse se fracture et se détache de la base du crâne : tout le choc s'est éteint sur place, et la boîte crânienne ne montre aucune lésion.

Ces faits découlent de ce que nous avons observé dans nos expériences cadavériques. Quand le coup était bien appliqué, horizontalement et directement de dehors en dedans, nous avons toujours observé la fracture complète de l'apophyse mastoïde et l'intégrité complète de la base du crâne. Quand, au contraire, comme le fait nous est arrivé une fois, le coup venait frapper la base de l'apophyse et la partie située au-dessus, nous avons obtenu une fracture étoilée dont les irradiations, descendant vers la base du crâne, avaient déterminé une superbe fracture longitudinale du rocher (1).

D'où nous pouvons conclure, que, pour qu'une violence extérieure puisse produire une fracture complète de l'apophyse mastoïde, il faut que son point d'application ait lieu plus ou moins près du sommet, et qu'elle agisse directement de dehors en dedans.

Toutefois nous devons faire ici, une remarque qui peut

(1) Voir p. 125.

avoir son importance. Chez les sujets qui ont servi à nos expériences, il nous était indispensable d'attirer en avant le pavillon de l'oreille, pour que les lésions de cet organe ne les défigurassent pas. Nous supprimions ainsi, malgré nous, une condition qui peut certainement atténuer, sur le vivant, les coups ou les chutes intéressant la région mastoïdienne : cet organe est en effet merveilleusement disposé pour protéger cette région. Aussi, pensons-nous que, sur le vivant, les violences extérieures agiront plus efficacement pour produire ces fractures si elles sont dirigées un peu obliquement d'arrière en avant.

Les projectiles des armes à feu paraissent agir, dans certains cas du moins, d'une manière un peu différente. Respectant le sommet et la partie moyenne de l'apophyse, ils peuvent la détacher du temporal en broyant sa base : le processus mastoïdien se trouve ainsi isolé du reste du crâne. C'est ainsi que paraît s'être produite la fracture dans le cas de Dupuytren.

§ III. — *Anatomie pathologique.*

Bien qu'il n'existe pas d'autopsie de cas de fracture complète de l'apophyse mastoïde, nous croyons cependant pouvoir ébaucher le chapitre de l'anatomie pathologique, d'après ce que l'on a vu sur le vivant, puisque, dans les deux cas, il y avait une plaie communiquant largement avec le foyer de la fracture, et aussi d'après ce que nous avons remarqué dans nos expériences sur le cadavre.

Le siége de la fracture est invariable : elle a lieu au niveau même de la base de l'apophyse, et intéresse les vastes cellules qui forment l'antre mastoïdien.

Le périoste, malgré la résistance et l'épaisseur remarquables qu'il présente en ce point, est toujours plus ou

moins déchiré au niveau de la fracture : quelquefois, il est
complètement rompu sur tout le pourtour ; mais le plus
souvent on trouve, notamment sur la face interne de l'apophyse, des portions plus ou moins notables de cette membrane fibreuse, que le traumatisme a respectées. Sur le vivant, cette dernière disposition s'opposerait, en partie du
moins, au déplacement des fragments, et en tout cas, favo-
riserait le travail de consolidation.

La direction du trait de la fracture est variable, comme
il est facile de s'en assurer en regardant la plaie osseuse
que présente le temporal. Tantôt, cette direction est horizontale, tantôt, et c'est peut-être le cas le plus fréquent,
elle est oblique de haut en bas et de dehors en dedans ;
de sorte que la face supérieure du fragment inférieur est
coupé en biseau aux dépens de sa face interne.

Le fragment osseux détaché par la cause fracturante.
présente à étudier plusieurs particularités très-intéressan-
tes. Sa longueur varie de 1 cent. 5 à 2 cent., et même 2 cent.
5 ; nous venons de voir que sa face supérieure est tantôt
horizontale, tantôt oblique. Il est porté en dedans, et en
même temps entraîné en bas et en avant, sous l'influence
de l'action du muscle sterno-cléido-mastoïdien. Sa constitution, surtout, est des plus remarquables. A la vue, au toucher, on le dirait formé par l'apophyse mastoïde intacte,
simplement détachée de la base du crâne. Mais si on vient
à inciser la couche épaisse de parties fibreuses qui l'enve-
loppent, on constate qu'il est formé en réalité par un nombre
plus ou moins considérable de petits fragments, maintenus
parfaitement en rapport les uns avec les autres, au moyen
de la coque fibreuse que leur forment le périoste et les lames
aponévrotiques voisines. Les fragments qui entrent dans
sa composition sont de deux sortes ; les uns périphériques,
plus volumineux et surtout plus larges sont formés par la
lame enveloppante de tissu compacte ; les autres, placés

au centre, très-petits, extrêmement multipliés, sont le résultat du broiement des cloisons des cellules mastoïdiennes.

Une seule fois, dans nos expériences, nous avons obtenu un fragment inférieur homogène, intact ; mais dans ce cas, nous nous trouvions en présence d'une structure spéciale de l'apophyse mastoïde : les cellules mastoïdiennes étaient très-peu développées et la lame périphérique de tissu compacte offrait une épaisseur remarquable.

La plaie osseuse que présente le temporal, est remarquable par les petites esquilles, que l'on trouve surtout et même presque exclusivement, sur sa partie externe. Ces esquilles sont en petit nombre, presque entièrement détachées de l'os ; dans quelques cas une d'entre elles, plus volumineuse, et située à la partie antérieure, peut intéresser la paroi postérieure du conduit auditif externe. Quand on regarde cette partie de la fracture de bas en haut, on est frappé de sa constitution ; on voit, à la périphérie, la coupe de la lame de tissu compacte, et dans l'espace qu'elle circonscrit, de grandes cavités, dont la partie la plus élevée n'est séparée du sinus latéral correspondant que par une mince coque osseuse qui ne mesure guère que $1^{mm},0$ à $0^{mm},5$; quand le crâne est ouvert et a été débarrassé de la masse cérébrale, la transparence est des plus accusées ; et si l'on enlève de plus la dure-mère, le fait est encore plus frappant. Enfin, il suffit d'un léger choc pour rompre cette lamelle et déterminer ainsi une communication directe entre le sinus et le foyer de la fracture. Ces rapports si intimes nous ont frappé dans nos expériences, et nous nous sommes plusieurs fois demandé, comment il se faisait que, dans ces cas, on n'observe pas plus souvent des accidents graves consécutifs soit à l'inflammation, soit à la suppuration. Car, il ne faut pas oublier que ces cellules mastoïdiennes, si voisines du sinus latéral, sont tapissées par une muqueuse très-vasculaire, dont les vaisseaux veineux vont se jeter directement dans le sinus latéral, à travers la mince lame osseuse qui les sépare de ce canal sanguin. Ce fait méritait d'être signalé.

Dans aucun cas nous n'avons observé de fêlures, d'irradiations partant du foyer de la fracture : le sinus latéral et sa gouttière osseuse ont toujours été respectés. La base du crâne et le rocher en particulier ne nous ont présenté aucune lésion, sauf dans ce cas dont nous avons déjà parlé, où le coup mal dirigé est venu frapper au-dessus de la base de l'apophyse, et où nous avons trouvé une fracture longitudinale du rocher : mais dans ce cas nous n'avons pas produit de fracture de l'apophyse mastoïde.

La communication facile et toujours béante, qui existe entre les cellules mastoïdiennes supérieures et la caisse du tympan, explique comment le sang, dans le cas de fracture des sinus mastoïdiens, peut refluer jusque dans la cavité tympanique et déterminer ainsi une surdité dès le début de l'accident.

La membrane du tympan était intacte dans le cas qui nous est personnel ; nous nous en sommes assuré au moyen du procédé de Valsava et par l'otoscope. Dans le fait de Dupuytren, il n'est fait aucune mention de l'état de cette membrane.

La fracture s'accompagne toujours de lésions plus ou moins profondes des parties molles environnantes. Dans les deux cas connus, il existe une large plaie communiquant avec le foyer de la fracture, et sur le cadavre nous avons toujours produit également une lésion des parties molles. Pourrait-il exister de ces fractures non compliquées de plaie ? Le fait, tout en étant possible, est néanmoins peu probable, vu la force nécessaire de la violence extérieure, et la forme des corps qui produisent ces lésions.

Cette plaie n'est que rarement limitée à la région mastoïdienne ; le plus souvent elle intéresse le pavillon de l'oreille, quelquefois le conduit auditif lui-même sera intéressé.

L'insertion du muscle sterno-cléido-mastoïdien au temporal est sectionnée vers sa partie moyenne ; de telle sorte que ce muscle se trouve à ce niveau divisé en deux parties : l'une supérieure intacte s'insérant à un point fixe, l'autre inférieure, bien moins considérable, ne présentant plus comme point d'attache que l'apophyse mastoïde séparée de la base du crâne. Aussi l'action de cette partie du muscle est d'attirer le fragment osseux en bas et en avant.

Les artères mastoïdiennes antérieure et postérieure sont souvent sectionnées : l'artère occipitale, très-voisine du foyer de la fracture, échappe au traumatisme.

Le digastrique, qui répond à la face interne de l'apophyse mastoïde, ferme en dedans l'espace formé par l'écartement des deux fragments. Malgré ce voisinage dangereux, il est ordinairement indemne ; mais si le traumatisme a été violent, il peut être plus ou moins dilacéré.

Le nerf de la septième paire est protégé d'une manière assez efficace par le ventre postérieur du digastrique ; cependant dans les cas où ce muscle est dilacéré, il peut subir lui aussi l'influence du traumatisme ; nous avons observé un cas de ce genre.

§ IV. — *Symptomatologie.*

Un point important à élucider tout d'abord, quand on se trouve en présence d'un blessé de ce genre, c'est de savoir si des accidents cérébraux sont survenus au moment de l'accident. Toutes les fois, en effet, qu'un traumatisme de quelque intensité porte sur la tête, il réagit plus ou moins violemment sur la masse encéphalique. L'observation que nous a laissée Dupuytren ne nous apprend rien sur ce sujet ; mais, dans le cas que nous avons observé, le malade a été simplement étourdi quelques instants : le phénomène a même été si peu accusé, qu'il a pu se relever presque aussitôt et faire à pied, sans être soutenu, plusieurs centaines de mètres pour rentrer chez lui. De plus, au moment où nous sommes arrivé près de lui, il répondait parfaitement aux questions, possédait pleinement toutes ses facultés, et nous a raconté tous les détails de son accident. Peut-on dire qu'il y avait eu commotion cérébrale?

Il est bien difficile, dans l'état actuel de la science, de définir la commotion cérébrale. En effet, si l'observation clinique montre que, sous l'influence des traumatismes du crâne, il peut se développer immédiatement toute une série de troubles fonctionnels plus ou moins graves, on est loin d'être fixé sur le caractère anatomique à donner à cet état pathologique. En tout cas, si l'on doit donner le nom de commotion cérébrale aux quelques légers phénomènes morbides que notre malade a présentés au moment de l'accident, il faut admettre qu'il a eu une commotion excessivement légère.

On comprend toutefois que, dans des traumatismes analogues, on pourra observer des commotions cérébrales les plus intenses, puisque des cas de ce genre ont été vus alors même que la violence extérieure n'avait produit aucune fracture. La commotion cérébrale n'a donc que peu de valeur diagnostique, surtout dans la question qui nous occupe.

La douleur n'a présenté rien de particulier qui mérite d'être signalé : elle a été modérée.

Dans les deux cas, il existait une plaie des parties molles communiquant largement avec le foyer de la fracture. Ce fait doit, en effet, être la règle ; car, le plus souvent, comme nous l'avons établi, ces lésions doivent reconnaître pour cause des projectiles mus par la poudre, et, quand elles sont dues à un coup, celui-ci vient frapper la région mastoïdienne dans de telles conditions, que la division des parties molles est presque infaillible.

Cette plaie peut se compliquer de la présence de corps étrangers venus du dehors ; ces corps peuvent être très-variés, et, si leur extraction immédiate n'est pas pratiquée, ils peuvent retarder la marche de la lésion vers la guérison et aggraver le pronostic.

La lésion des parties molles a intéressé notamment le pavillon de l'oreille et la paroi postérieure du conduit auditif, dans le cas de Dupuytren comme dans le nôtre. La situation de ces deux organes placés, le premier surtout, au-devant de la portion mastoïdienne du temporal, comme pour la protéger contre les violences extérieures, est à remarquer : par leur présence, ils amortissent les chocs et empêchent probablement les traumatismes de produire de plus grands désordres. Mais leur lésion n'aggrave pas le pronostic de la fracture de l'apophyse mastoïde : elle ne fait que compliquer un peu le traitement.

Cette plaie peut donner naissance à un écoulement de sang assez notable : le fait n'a rien de surprenant, et l'on sait que c'est le fait habituel des plaies de tête en général. Dans la région mastoïdienne on pourrait observer une hémorrhagie artérielle : les artères mastoïdiennes antérieure et postérieure placées l'une en avant, l'autre en arrière de l'apophyse, sont presque infailliblement intéressées, mais, la plaie étant toujours plus ou moins contuse, la lumière de ces vaisseaux se trouve oblitérée, et l'hémorrhagie ne peut avoir lieu. Il faut aussi ne pas oublier que l'artère temporale n'est pas éloignée, et que sa blessure est possible ; dans ce cas, l'hémorrhagie serait plus grave, vu le volume plus considérable du vaisseau lésé. Le sang pouvait encore provenir du sinus latéral, qui, comme nous l'avons fait remarquer dans l'anatomie pathologique, se trouve très-rapproché du foyer de la fracture. Et si, dans ce cas de fracture de l'apophyse mastoïde, on se trouvait en présence d'une hémorrhagie veineuse abondante, persistante, on serait en droit de penser à cette lésion, mais heureusement l'écoulement sanguin que donne la plaie ne provient que fort rarement de ces lésions. La solution de continuité que vient de subir le tissu osseux explique très-bien l'hémorrhagie que l'on peut observer. La fracture de l'apophyse a, en effet, intéressé plusieurs parties très-vasculaires : le périoste d'abord, puis le tissu osseux lui-même, et surtout la muqueuse qui revêt les cellules mastoïdiennes et dont la richesse en capillaires sanguins est très-grande. Aussi, la perte de sang observée dans ces cas peut-elle être notable.

Tout le sang peut ne pas sortir par la plaie extérieure : une portion peut s'infiltrer dans les parties molles voisines plus ou moins décollées ; mais, de plus, il peut s'accumuler dans les cellules mastoïdiennes, envahir le canal pétro-mastoïdien et arriver ainsi jusque dans la caisse du tympan. Si l'écoulement du sang au dehors ne pouvait se faire librement, il pourrait s'accumuler dans l'oreille moyenne et donner lieu, soit à une otorrhagie si la membrane du tympan était déchirée ou décollée, soit, dans le cas contraire, à une épistaxis ou une stomatorrhagie. Nous devons dire cependant que ces phénomènes ont peu de tendance à se produire, car la plaie extérieure communiquant largement avec le foyer de la fracture, le sang s'écoule librement au dehors.

Chez notre malade, nous avons trouvé le conduit auditif externe rempli de sang coagulé : au premier abord, nous avons pensé à une otorrhagie vraie ; mais un lavage soigneusement fait nous a prouvé que le sang provenait de la petite plaie que présentait la partie externe du conduit auditif, et non d'une lésion profonde. Nous nous sommes d'ailleurs assuré, *de visu*, que la membrane du tympan était intacte. Nous étions donc en présence d'une fausse otorrhagie. La constatation de ce fait avait son importance pour le diagnostic, aussi bien que pour le pronostic.

Nul doute que l'on puisse obtenir, dans tous les cas, au moyen de l'expérience de Valsava, la sortie de l'air par la plaie, comme le fait a été observé dans un cas de fracture par enfoncement de l'apophyse mastoïde (1). Ce phénomène n'a pas été recherché dans les cas de fracture complète : d'ailleurs, s'il peut avoir quelque importance, au point de vue du diagnostic, dans le cas de fractures incomplètes, il [n'en est plus de même dans l'autre cas. Toutefois, ce symptôme pourrait peut-être ne pas se produire si les cellules mastoïdiennes, le canal pétro-mastoïdien et la cavité tympanique contenaient du sang coagulé.

Les fragments ont une tendance manifeste à s'écarter, ou plutôt, pour parler plus exactement, l'apophyse mastoïde tend à s'éloigner du reste du temporal. Cet écartement peut reconnaître deux causes : en premier lieu, l'action musculaire du sterno-cléido-mastoïdien, et, en second lieu, la cause fracturante elle-même.

Nous avons vu dans l'anatomie pathologique que l'insertion du muscle sterno-cléido-mastoïdien au temporal était sectionnée vers sa partie supérieure ; de sorte que, à ce niveau, il se trouve divisé en deux parties inégales. L'une, beaucoup plus puissante, conserve intacte son insertion supérieure ; l'autre n'a plus, comme point d'attache, qu'un fragment d'os devenu mobile. Que va-t-il s'en suivre ? C'est que l'apophyse, sollicitée par la portion du muscle qui

(1) Observation III.

s'insère à la périphérie, lui obéira et sera ainsi entraînée en bas et en avant. D'où première cause de l'écartement des fragments.

Cette action du muscle sterno-cléido-mastoïdien, pour produire l'abaissement de l'apophyse mastoïde, n'est peut-être pas aussi efficace qu'on serait tenté de le penser au premier abord. En effet, quand on examine la partie supérieure de ce muscle, on voit que, avant d'arriver à son insertion osseuse aussi bien mastoïdienne qu'occipitale, le muscle donne naissance à des fibres tendineuses et à des lamelles aponévrotiques, destinées à servir d'intermédiaires entre les fibres musculaires et le tissu osseux. Ces parties fibreuses, qui font suite à la partie charnue du muscle, se voient sur une longueur de 1 à 2 cent.; elles adhèrent intimement les unes aux autres, et on ne peut les séparer sans les déchirer. Or, le traumatisme, qui produit la fracture de l'apophyse, n'intéresse qu'une partie de cette portion fibreuse et laisse l'autre complètement indemne. Aussi, la portion du muscle sterno-cléido-mastoïdien, qui prend ses insertions sur l'apophyse fracturée et qui est devenue libre avec elle, demeure encore intimement uni au reste du muscle ; aussi le faisceau musculaire n'a-t-il qu'une action assez limitée sur le fragment osseux ; à peine a-t-il produit un léger abaissement de ce fragment qu'il est arrêté par la partie du muscle demeurée intacte.

D'où il suit que, pour nous, la vraie cause, ou du moins la cause la plus puissante de l'écartement inter-fragmentaire, est dans la cause fracturante elle-même. Soit que celle-ci, agissant obliquement en bas, entraîne avec elle l'apophyse mastoïde qu'elle vient de détacher du crâne, comme le fait a lieu, par exemple, dans le cas d'un coup de-pied de cheval; soit que le corps vulnérant, tendant à s'interposer entre les fragments, les éloigne par le fait même l'un de l'autre, telle est le cas d'une balle.

Nous pensons donc que, dans ces fractures, l'écartement des fragments tient peu à l'action du muscle sterno-cléido-mastoïdien, beaucoup à la cause fracturante.

Mais les fragments de la fracture peuvent subir plusieurs déplacements : l'écartement est celui qui se produit suivant la longueur de l'os. Deux autres variétés peuvent se rencontrer dans les fractures que nous étudions : l'apophyse mastoïde peut, en effet, se déplacer suivant l'épaisseur et suivant la direction. Ces divers déplacements se sont montrés dans nos expériences cadavériques.

Tantôt la saillie de l'apophyse, très-accusée avant l'expérience, avait complètement disparu, une fois la fracture produite : le fragment osseux avait subi un mouvement de translation totale vers l'axe du corps. Le doigt qui explorait la région la trouvait notablement déprimée ; au-dessus de cette dépression, il était subitement arrêté par une crête horizontale, tranchante, formée par le bord externe du fragment supérieur. Dans ce cas, le déplacement avait eu lieu suivant l'épaisseur.

Tantôt, au contraire, le sommet seul de l'apophyse s'était enfoncé vers le plan médian, et les fragments osseux, restés en contact par leur partie interne, s'écartaient en dehors. Ce n'était plus suivant l'épaisseur ; mais suivant la direction que le déplacement s'était produit.

L'apophyse mastoïde ainsi déplacée est facilement reconnaissable au palper, à travers la faible couche de parties molles. Son sommet, facile à délimiter, est situé plus bas qu'à l'état normal, comme on peut s'en convaincre en comparant les deux côtés. De plus, cette partie osseuse est mobile. Cette mobilité du fragment mastoïdien n'est pas très-facile à constater ; car les parties sont plus ou moins tuméfiées, et il est vraiment assez difficile de saisir le fragment entre le pouce et l'index ; mais, pour la reconnaître, il suffit d'exercer sur lui une pression un peu brusque, avec la pulpe d'un doigt, pour sentir qu'il obéit au mouvement d'impulsion.

D'ailleurs, cette mobilité de l'apophyse mastoïde peut encore être facilement constatée d'une manière indirecte. Dupuytren avait bien remarqué le phénomène quand il dit : « L'écartement augmentait toutes les fois que la tête et le menton étaient portés à gauche, et diminuait lorsqu'ils étaient dirigés à droite, c'est-à-dire du côté de la fracture. » Ce fait prouve, en effet, que l'apophyse obéit au moins en partie à l'action du muscle sterno-cléido-mastoïdien, et que, par conséquent, elle jouit de mouvements indépendants.

Enfin, on peut observer dans ces fractures deux symptômes de voisinage, des troubles de l'ouïe et une surdité complète, survenue subitement du côté blessé dès le moment de l'accident. Nous disons dès le moment de l'accident, comme le fait est noté dans l'observation, car si l'époque de l'apparition de ce symptôme n'avait pas été exactement notée, on pourrait l'attribuer à une inflammation qui, partie du foyer de la fracture, se serait propagée à l'oreille moyenne. Mais cette explication est inacceptable par le fait même du moment où le phénomène s'est montré. D'ailleurs, si la surdité eût été le résultat d'une otite moyenne, notre malade nous eût présenté les signes de cette affection, ce qui n'a pas eu lieu. Cette perte de l'ouïe, coïncidant avec le traumatisme, pouvait encore s'expliquer par une fracture du rocher, d'autant plus que cette lésion eût rendu compte en même temps de la paralysie faciale que le malade présentait : nous y avons pensé un moment, et nous verrons, quand il s'agira du diagnostic, pourquoi nous n'avons pu admettre cette explication.

Cette surdité serait due, suivant nous, à la présence du sang coagulé dans l'oreille moyenne ; nous avons vu, en effet, que, même dans le cas de fracture compliquée de plaie, le sang pouvait refluer presque dans la caisse du tympan. Telle est, du moins, l'explication de ce phénomène, qui nous a paru la plus satisfaisante.

Comme la surdité, la paralysie faciale était apparue avec l'accident. Elle était très-accusée ; déviation de tout le côté gauche de la face vers le côté droit, déviation et abaissement de la commissure labiale, effacement des plis cutanés, paralysie complète de l'orbiculaire palpébral ; mais la langue ne nous a paru subir aucune déviation ; le voile du palais était indemne. C'était donc une paralysie faciale du genre de celles que l'on a appelées de cause périphérique. Le nerf avait donc été intéressé au-dessous du rocher, et nous avons été conduit tout naturellement à admettre qu'il avait été lésé au niveau du trou stylo-mastoïdien. En ce point, en effet, le nerf de la septième paire n'est séparé de la face interne de l'apophyse mastoïde que par le ventre postérieur du muscle digastrique : celui-ci a pu être dilacéré, et le tronc nerveux a ressenti la violence du traumatisme. A-t-il été sectionné, nous ne le pensons pas ; nous croyons plutôt qu'il a été simplement contusionné ; peut-être même n'a-t-il subi qu'une simple commotion.

§ V. *Diagnostic.*

Nous avons vu que ces fractures ne peuvent guère se produire, sans qu'il existe simultanément une plaie extérieure communicante : les faits cliniques et les expériences cadavériques sont d'accord sur ce point. Toutefois le fait contraire n'est pas absolument impossible, et dans ce cas le diagnostic devient beaucoup plus difficile, d'autant plus que pour compliquer encore la question, on pourra trouver le périoste intact et s'opposant au déplacement des fragments : mais nous ne croyons guère à là possibilité de ces cas.

Presque toujours, le chirurgien se trouvera donc en présence d'une fracture avec plaie plus ou moins étendue. Mais, même dans ces cas, l'erreur est encore possible.

On pourrait croire à une simple solution de continuité des parties molles, ou à une plaie avec un simple enfoncement des cellules mastoïdiennes. Il suffira, pour lever tous les doutes, de s'assurer de l'état de l'apophyse mastoïde, et surtout de rechercher avec soin si elle n'est pas mobile.

Mais on peut aussi se demander, en présence de certains symptômes que présente le blessé, si l'apophyse mastoïde est seule atteinte, et si la cause fracturante n'a pas agi en même temps sur la boîte crânienne.

Ainsi, on peut observer dans une fracture limitée à l'apophyse une surdité absolue, une paralysie faciale ; le malade pourrait même présenter, le fait est possible, une otorrhagie vraie, une rupture de la membrane du tympan, et une commotion cérébrale plus ou moins accusée. En présence de ces faits, on aura évidemment une grande tendance à admettre une fracture du rocher, alors que la base du crâne ne présente aucune lésion.

Mais tous ces phénomènes, tous sans exception, trouvent facilement leur explication dans une simple fracture de l'apophyse mastoïde. En effet, l'otorrhagie même abondante et continue s'explique très-bien par la rupture des cellules mastoïdiennes ; la membrane du tympan peut avoir été rompue par la violence du choc (1) ; la perte de connaissance et la stupeur, manifestations symptomatiques de la commotion du cerveau, s'observent journellement, comme on le sait, en dehors de toute solution de continuité du crâne. La paralysie faciale, étant de cause périphérique, ne pouvait

(1) Duplay. Valeur séméiologique de l'otorrhagie et de certains symptômes considérés comme pathognomoniques de la fracture du rocher. Progrès médical, 1876, p. 739.

pas être attribuée à une lésion de ce tronc nerveux au niveau de son entrée dans le conduit de Fallope.

Enfin, la surdité ne nous a pas paru tenir, dans les cas que nous avons observés, à une lésion de l'oreille moyenne. Le moyen de le reconnaître est assez facile, mais l'expérience n'a pas été faite chez notre malade, faute d'y avoir pensé.

En effet, la fonction auditive est abolie complètement dans le cas de fracture du rocher. Au contraire, la surdité, qui peut suivre la fracture de l'apophyse mastoïde, ne relève que d'un trouble apporté au fonctionnement de l'appareil de transmission du son. Si l'on faisait en effet vibrer un diapason que l'on applique sur les parois du crâne, en un point quelconque, le sujet n'entend rien du côté malade, si l'appareil de perception est détruit. Tout au contraire, lorsque l'appareil de transmission est seul atteint, les ondes sonores sont perçues plus nettement du côté malade que du côté sain (1). Le phénomène se montre tout aussi bien en appliquant simplement une montre sur le crâne.

D'ailleurs nous devons dire, que jamais, dans nos expériences cadavériques, nous n'avons produit simultanément une fracture complète de l'apophyse mastoïde et une lésion de la base du crâne. Il semble que la violence extérieure a épuisé toute sa force après avoir fracturé l'apophyse.

Nous étions donc bien fondé, en refusant d'admettre chez notre malade une fracture du rocher, et nous croyons que le même diagnostic devait être posé en présence d'un cas analogue.

§ VI. *Marche. Durée. Terminaison.*

Un fait qui nous a vivement frappé, c'est que les deux cas connus de fracture complète de l'apophyse mastoïde, celui de Dupuytren aussi bien que le nôtre, se sont terminés par

(1) Duplay. Loc. cit., p. 740.

une guérison complète, au bout d'un temps relativement assez court.

Chez le malade de Dupuytren, la lésion avait été causée par une balle ; aussi les suites ont-elles été assez graves. Dans les fractures par armes à feu, en effet, les fragments osseux sont contusionnés, et tendent à se nécroser. L'os est brisé en éclats, une inflammation très-vive prend naissance, la suppuration devient abondante, les orifices d'entrée et de sortie n'ont aucune tendance à se fermer, et la guérison ne peut commencer que quand toutes les esquilles ont été éliminées.

C'est, en effet, ce qui s'est passé dans ce cas. Malgré un large débridement que l'on avait pratiqué à la partie postérieure, il se déclara une fièvre intense : une inflammation vive s'empara de la plaie, et une suppuration abondante ne tarda pas à se montrer. Des foyers purulents se formèrent dans le voisinage de la plaie ; on les vida au moyen de pétites ouvertures, par lesquelles la suppuration entraîna des esquilles. D'autres furent extraites à l'aide de pinces, et ce n'est qu'après un mois et demi que l'inflammation tomba et la suppuration commença à devenir moins abondante. Enfin, la plaie se mit à prendre un bon aspect, elle se mit à bourgeonner, et dès lors on put penser à rapprocher l'apophyse mastoïde du reste du temporal, pour amener une consolidation.

C'est donc pendant six à sept semaines que ce blessé est demeuré exposé aux complications multiples que l'on voit survenir si souvent dans les fractures par des armes à feu : érysipèle, infection purulente, infection putride, phlegmons diffus... etc. Mais de plus, il est vraiment remarquable qu'un foyer de suppuration en pleine activité, dont la formation a été accompagnée de phénomenes inflammatoires assez marqués, n'ait aucunement retenti sur les organes encéphaliques et surtout sur le sinus latéral correspondant :

et cependant, nous avons plusieurs fois insisté sur ce fait, une mince lame de tissu compacte, dont l'épaisseur peut ne pas dépasser 0 m. 5, est tout l'appareil de protection en pareil cas.

Chez notre malade, les choses se sont passées beaucoup plus simplement, beaucoup plus paisiblement : le fait n'a rien qui doive nous surprendre, car nous n'avons plus eu affaire à une fracture par armes à feu, avec esquilles et contusion des fragments osseux.

Pendant les deux ou trois premiers jours, notre blessé n'a présenté qu'un très-léger mouvement fébrile ; la plaie s'est réunie en grande partie par première intention. Cependant une suppuration relativement assez abondante ne tarda pas à s'établir ; elle a même présenté pendant quelques jours une fétidité assez marquée. Mais elle fut de courte durée. Au bout de douze jours, elle a commencé à diminuer; elle avait perdu son odeur. Quinze jours plus tard, il ne restait plus que deux petits pertuis, par où s'écoulait une très-petite quantité d'un liquide clair, citrin. Enfin le 6 février, c'est-à-dire cinquante-huit jours après l'accident, tout était cicatrisé : mais la région mastoïdienne était empâtée, plus volumineuse que du côté sain, fait facilement expliqué par le travail de consolidation qui s'était opéré à ce niveau.

La paralysie faciale et la surdité avaient subi une amélioration notable, la dernière fois que nous avons vu le blessé ; et tout faisait espérer que la disparition de ces deux phénomènes pathologiques ne se ferait pas trop attendre.

Ainsi, dans les deux cas, aucun accident réellement grave; dans les deux cas, guérison complète avec consolidation parfaite : ce résultat a été obtenu en deux mois et demi dans le cas de Dupuytren, et en deux mois dans le cas qui nous est personnel.

§ VII. *Pronostic.*

S'il fallait en juger par les superbes résultats o'>tenus dans ces deux cas, la fracture complète de l'apophys? mastoïde, même compliquée de plaie, ne serait pas une affection grave.

Mais on ne peut évidemment se baser sur deux faits, pour établir le pronostic d'une affection.

En effet, dans des cas analogues et moins heureux, on pourrait observer des complications multiples : infection purulente, infection putride, inflammation du sinus latéral, méningo-encephalite, érysipèle, phlegmons diffus, fusées purulentes vers le cou, etc., et la possibilité de tels faits doit assombrir considérablement le pronostic.

Il est d'ailleurs à peine utile de faire remarquer, que le pronostic varie beaucoup suivant l'étiologie de cette étiologie, et qu'une fracture par armes à feu sera toujours beaucoup plus grave.

Quant à la surdité et à la paralysie faciale que notre malade a éprouvées, nous les croyons d'un pronostic bénin, et nous sommes convaincu que d'ici à une époque plus éloignée, ces deux phénomènes auront complètement disparu.

§ VIII. *Traitement.*

Il faut d'abord examiner avec soin la plaie, rechercher si elle ne se complique pas de la présence de corps étrangers (balle, esquilles...), et si leur présence est reconnue, il faut les extraire séance tenante.

Si la plaie est nette, à bords pas ou peu contus, il faut tenter une réunion par première intention : ou pourra ainsi amener, du moins dans certains points, une guérison immédiate de la plaie.

Boullet.

7

Mais si la solution de continuité est franchement contuse, si l'apophyse a été réduite en plusieurs fragments, si surtout la lésion est le résultat d'une arme à feu, on doit redouter les esquilles tertiaires; il faut abandonner la plaie à elle-même, et suivre la sage conduite de Dupuytren.

Les moyens à employer pour amener et maintenir le contact entre l'apophyse mastoïde fracturée et le reste de la portion mastoïdienne du temporal sont de deux ordres : les uns sont appliqués au niveau même de la lésion, les autres sur des points plus ou moins éloignés.

Parmi les premiers, on pourrait compter la suture osseuse, mais elle est ici d'une application impossible, vu la composition habituelle du fragment inférieur. Il faut se borner à une simple suture des parties molles avec le fil d'argent. Ces points de suture agiront efficacement sur les parties osseuses. En effet, dans la région mastoïdienne, il y a union des plus intimes entre le squelette et les parties qui le recouvrent. On peut donc par ce moyen tout à fait local amener un rapprochement presque suffisant de l'apophyse mastoïde. Mais il est très-important de mettre un tube à drainage au fond de la plaie, entre les deux surfaces osseuses; car, la suppuration devant arriver fatalement, il faut lui assurer un libre écoulement, sous peine de voir survenir de graves accidents.

Mais ce moyen local est tout à fait insuffisant. Car, incessamment tiraillés par le muscle sterno-cléido-mastoïdien et par les mouvements que le malade imprimait involontairement à sa tête, les fils des points de sutures tendraient à sectionner les parties molles. Il faut donc un appareil qui remplisse ces deux conditions : maintenir le muscle sterno-cléido-mastoïdien dans le relâchement et empêcher les mouvements de la tête.

Celui que Dupuytren imagina pour son blessé, se trouve complètement dans ce cas. Il se compose d'un bandage de corps passé autour de la poitrine et au-dessous des aisselles, d'une bande appliquée autour de la tête à la hauteur du front, des tempes et de l'occiput, et d'un long ruban de fil. Celui-ci, placé sur la tête, du côté sain vers le côté malade, engagé et solidement fixé sous les circonvolutions de la bande, libre au-dessous de la tempe qui correspond à la lésion, vient s'attacher ensuite à la partie antérieure du bandage de corps.

Par ce moyen, la tête s'incline du côté malade et le menton se trouve porté en bas et du côté sain. Elle est exactement maintenue dans cette position, le muscle sterno-cléido-mastoïdien est dans le relâchement, et l'apophyse mastoïde en contact avec le reste de la portion mastoïdienne du temporal.

C'est, croyons-nous, à cet appareil, d'une grande simplicité, qu'il faudrait avoir recours dans des cas analogues.

PIÈCES JUSTIFICATIVES

1. — OBSERVATIONS CLINIQUES

Obs. I. — *Fracture complète de l'apophyse mastoïde par coup de pied de cheval. Paralysie faciale. Surdité. Guérison complète.* (Observation inédite et personnelle.) (1).

Le 10 décembre 1877, Maz..., cultivateur à La Mardelle, commune de Isdes (Loiret). âgé de 36 ans, de forte constitution et habituellement bien portant, reçoit un coup de pied de cheval au côté latéral gauche de la tête. Le malade tombe étourdi sur le coup, mais presque aussitôt il peut se relever, sortir seul de son écurie, et traverser la cour de la ferme pour regagner sa maison.

Appelés aussitôt, nous voyons le malade quelques heures après l'accident. Il avait perdu une assez grande quantité de sang, autant du moins que nous avons pu en juger, d'après ce que nous ont raconté le malade et les personnes qui l'entouraient, et aussi d'après les linges que l'on nous a présentés. Le malade est calme, nullement surexcité, ni abattu ; il accuse une souffrance locale assez vive, mais répond parfaitement à toutes les questions qui lui sont adressées. et se rappelle très-bien toutes les circonstances de son accident. Nous ne trouvons donc aucun signe de lésion traumatique de l'encéphale; le malade, il est vrai, a été étourdi un instant au moment de l'accident, mais le fait a été si passager, que l'on ne peut vraiment guère lui donner le nom de commotion cérébrale.

Sur le côté gauche de la tête, au niveau du pavillon de l'oreille et de la région occipito-mastoïdienne, nous trouvons une plaie horizontale intéressant à la fois ces deux régions. Elle s'étend du conduit auditif externe, à 6 centimètres environ en arrière : elle dépasse, par conséquent, assez notablement le bord postérieur de l'apophyse mastoïde.

La paroi postérieure du conduit auditif externe est intéressée sur une

(1) Ce cas a été observé et recueilli dans la clientèle de notre frère le Dr Louis Boullet, médecin à Sully-sur-Loire (Loiret), avec qui j'ai suivi le malade pendant quelque temps.

longueur de 1 centimètre environ, mais sa portion osseuse nous a paru intacte. En tout cas, la lésion n'intéresse pas plus profondément l'appareil auditif, et notamment la membrane du tympan a été respectée, comme nous avons pu nous en assurer quelques jours après au moyen de l'otoscope.

Le pavillon de l'oreille est complètement séparé en deux parties : la plaie intéresse successivement la cavité de la conque, l'anthélix et l'hélix. Dans la plus grande partie de son étendue, la section du pavillon est nette, et semble avoir été produite par un instrument tranchant ; mais il faut en excepter la partie qui répond à l'hélix, où il y a eu une petite perte de substance. Les deux segments du pavillon de l'oreille sont écartés l'un de l'autre, la partie inférieure ayant suivi le mouvement d'abaissement imprimé au fragment inférieur de la fracture par le muscle sterno-cléido-mastoïdien.

La portion occipito-mastoïdienne de la plaie, est la partie la plus intéressante à étudier. Elle se continue en avant avec la partie auriculaire ; ses deux bords, assez nettement divisés, sont très-écartés l'un de l'autre : l'écartement n'a pas moins de 2 centimètres et demi. Elle est profonde, et le doigt introduit avec précaution pour se rendre compte de la blessure, s'enfonce profondément, sans être arrêté par aucune surface osseuse. En haut, on trouve une surface irrégulière, formée par la portion mastoïdienne du temporal privée de son apophyse ; en bas, cette apophyse elle même complètement détachée, au niveau de sa base, du reste de l'os, entraînée dans cette direction par le muscle sterno-cléido-mastoïdien, et entraînant avec elle le segment inférieur du pavillon de l'oreille. On ne trouve aucune esquille, aucun corps étranger.

Au cou, on ne trouve plus la corde formée par le bord antérieur du sterno-cléido-mastoïdien, et au-dessous de la plaie, on trouve facilement le segment osseux formé par l'apophyse mastoïde détachée du crâne. Elle est considérablement abaissée, fait rendu encore plus saillant quand on compare les deux côtés ; elle est très-mobile et obéit au muscle sterno-cléido-mastoïdien. En effet, l'écartement des deux lèvres de la plaie augmente toutes les fois que la tête et le menton son portés à droite, et diminue lorsqu'ils sont dirigés à gauche, c'est-à-dire du côté de la fracture.

A notre arrivée, la plaie saigne encore abondamment ; le sang était noirâtre, et paraît plutôt sourdre du tissu osseux que d'ailleurs. Il ne paraît pas venir notamment des artères placées soit au niveau du bord antérieur de l'apophyse mastoïde (branche mastoïdienne de l'auriculaire postérieure), soit au niveau de son bord postérieur (branches de l'occipitale) ; vu la profondeur et le siége de la plaie, la rupture de ces vaisseaux est néanmoins fatale ; aussi l'absence d'hémorrhagie artérielle est sans doute due au mode de production de la blessure. Nous devons dire cependant,que l'abondance de l'hémorrhagie, son caractère veineux, auraient pu faire penser à une lésion du sinus latéral ; mais cette lésion était peu probable, car la lésion osseuse paraissait ne pas avoir dépassé la base de l'apophyse mastoïde, et d'ailleurs l'écoulement de sang eût été encore plus abondant et surtout plus persistant.

Nous avons recherché s'il y avait hémorrhagie par le conduit auditif externe et par la trompe d'Eustache. Le conduit auditif était rempli de sang coagulé ; mais après un lavage complet de la région,nous avons pu nous convaincre que l'écoulement sanguin venait de la plaie de la partie externe de la paroi postérieure du conduit auditif, et nullement de l'oreille moyenne ; d'ailleurs, nous l'avons dit, la membrane du tympan était intacte. Le malade n'ayant pas saigné du nez, n'ayant ni mouché, ni craché du sang, il est évident que le sang ne s'est pas fait jour par la trompe d'Eustache, ce qui aurait pu arriver, surtout avec l'intégrité de la membrane du tympan.

Le malade nous présentait deux symptômes bien intéressants : une paralysie faciale à gauche, c'est-à-dire du côté malade, et une surdité absolue du même côté.

La paralysie faciale était des plus accusées ; rien ne manquait dans la symptomatologie de cette paralysie de cause périphérique : déviation du côté gauche de la face vers le côté droit, déviation de la bouche, effacement des plis cutanés, paralysie de l'orbiculaire des paupières très-accusée, intégrité absolue du voile du palais ; la langue ne paraissait pas déviée.

De plus, le malade qui, avant son accident, avait l'ouïe aussi bonne à gauche qu'à droite, nous présentait une surdité absolue du côté gauche.

Nous étions donc en présence d'une fracture complète, non comminutive, mais avec plaie, de l'apophyse mastoïde du côté gauche. La paralysie faciale, la surdité, survenues avec l'accident, auraient peut-être pu faire croire à une lésion simultanée du rocher ; mais l'absence de toute espèce d'écoulement par l'oreille, l'absence de commotion cérébrale vraie au moment de l'accident,la paralysie faciale qui,vu l'intégrité du voile du palais, nous paraissait être due à une lésion du nerf de la septième paire au-dessous du rocher ; enfin, et surtout, la possibilité de concilier ces deux symptômes avec une lésion osseuse limitée à la portion mastoïdienne du temporal, nous ont conduits à penser que le rocher était intact.

Traitement. — La plaie fut lavée avec soin avec de l'eau fraîche ; les parties voisines furent rasées, et nous avons eu bien soin de ne pas laisser de cheveux entre les lèvres de la plaie. Quand ces préparatifs furent terminés, la plaie ne saignait presque plus : on voyait nettement alors à découvert les surfaces osseuses.

Six points de suture avec fil d'argent furent posés sur le pavillon de l'oreille, et quatre sur la portion occipito-mastoïdienne de la plaie. On put ainsi, grâce aux adhérences intimes des parties molles avec la portion mastoïdienne du temporal, rapprocher presque exactement les deux surfaces osseuses. Pour faciliter l'écoulement du pus qui ne manquerait pas de se former, et aussi pour tâcher de s'opposer aux fusées purulentes vers le cou, nous avons mis un drain en caoutchouc, qui, entrant par la partie moyenne de la plaie mastoïdienne, ressortait par la plaie du conduit auditif externe.

Par-dessus les points de suture, nous avons posé quelques bandelettes de diachylon destinées à compléter l'affrontement des deux lèvres de la plaie, et aussi à soulager les points de suture, qui ne manqueraient pas d'être tiraillés et pourraient ainsi déchirer les bords de la plaie. Le pansement est complété par un plumasseau de charpie imbibé d'alcool camphré étendu d'eau, d'une compresse, d'un taffetas gommé ; enfin une bande est posée en forme de capeline, mais de manière que les doloires inférieures, obliquant sur le côté malade, viennent prendre par en dessous l'apophyse mastoïde, et la maintiennent appliquée contre le reste de la portion mastoïdienne du temporal.

Enfin nous recommandons au malade, de la façon la plus expresse, de tenir sa tête aussi immobile que possible, et surtout d'éviter les mouvements de rotation ; nous avions affaire à un malade intelligent, et nous étions sûrs que nos recommandations seraient exactement suivies.

Deux fois par jour le pansement fut fait avec de la charpie imbibée d'alcool camphré étendu d'eau, et chaque fois on fit une injection d'eau phéniquée dans le tube à drainage.

Les deux premiers jours qui suivirent l'accident (11 et 12 décembre), le malade n'eut qu'un léger mouvement fébrile. L'appétit était un peu diminué. Pas de céphalalgie proprement dite, mais une douleur assez modérée dans les régions mastoïdienne et auriculaire. Les pièces de pansement sont imbibées d'un liquide sanguinolent, et déjà purulent à la fin du troisième jour ; il avait même déjà un peu d'odeur.

Le 13, nous voyons le malade le soir : l'état général est assez bon, l'appétit est satisfaisant, le malade dort bien, il ne se plaint que de sa plaie. Celle-ci a ses bords rouges et légèrement tuméfiés ; mais la rougeur ne s'étend pas au-delà. La suppuration est abondante, le pus sort facilement par les deux extrémités du drain, il est très-fétide. La plaie parait s'être réunie par première intention dans son extrémité postérieure ou occipitale et dans la partie correspondant à la conque du pavillon de l'oreille.

Pendant quelques jours, l'état du malade reste sensiblement le même ; la suppuration est abondante et fétide ; la rougeur et le gonflement demeurent très-limités. Le malade n'a plus aucune fièvre ; il a retrouvé son fort appétit, signe de bon augure.

Le 18, la suppuration a meilleur aspect et a perdu son odeur fétide ; elle est, de plus, moins abondante. La plaie ne présente plus aucune rougeur, aucun gonflement. Elle est cicatrisée au niveau de son angle postérieur et au niveau du pavillon de l'oreille, sauf à l'hélix ; on enlève plusieurs points de suture. Au niveau de la fracture, la plaie bourgeonne, et tend à se cicatriser ; on laisse les deux points de suture qui sont à ce niveau.

Le 24, la suppuration est presque tarie ; il ne sort plus par le tube qu'un liquide citrin, opalescent, et ce liquide est très-peu abondant. On retire le drain et on cautérise légèrement, avec le crayon de nitrate d'argent, des bourgeons charnus exubérants au niveau des deux orifices. Dans le reste de son étendue, la plaie est entièrement cicatrisée.

Le 3 janvier 1878, tout est complètement fini, sauf deux petits pertuis situés aux orifices d'entrée et de sortie du tube à drainage, c'està-dire au niveau de la partie moyenne de l'apophyse mastoïde, et à l'entrée du conduit auditif externe : de ces deux orifices, il ne s'écoule qu'une très-petite quantité de liquide citrin, qui tache à peine les linges de pansement. On cautérise ces deux portions, en introduisant dans leur cavité la pointe d'un crayon de nitrate d'argent.

Le 12, le pertuis mastoïdien est fermé, mais celui du conduit auditif externe persiste encore. La surdité est toujours complète du côté gauche. La paralysie faciale s'est notablement améliorée ; mais la bouche est encore déviée, les plis cutanés encore un peu effacés, et l'orbiculaire des paupières ne peut se former qu'incomplètement.

La fracture est parfaitement consolidée, l'apophyse mastoïde n'a plus aucune mobilité, les mouvements de la tête se font facilement et sans que le malade ne ressente aucune douleur. Seulement, la région mastoïdienne est notablement plus volumineuse que celle du côté opposé, et le sommet de l'apophyse mastoïde est encore situé notablement plus bas qu'à l'état normal.

Nous avons revu le malade pour la dernière fois le 6 février. Depuis le 15 janvier, Maz.... a repris ses travaux sans en ressentir aucune gêne.

La surdité a notablement diminué.

La paralysie faciale s'est aussi améliorée d'une manière sensible ; au repos, la face paraît normale, mais quand le malade veut rire ou parler, aussitôt la déviation apparaît. L'orbiculaire palpétral est encore légèrement atteint, car le malade ne peut fermer son œil gauche aussi bien que le droit. Enfin Maz.... se plaint surtout de l'inertie de son buccinateur dans la mastication ; il faut qu'il se serve de son doigt pour ramener dans les arcades dentaires les aliments qui s'accumulent dans le vestibule de la bouche.

Quant à la région mastoïdienne, elle est toujours volumineuse, légèrement empâtée, mais le gonflement a diminué.

Obs. II. — *Fracture complète et comminutive de l'apophyse mastoïde du côté droit, par une balle. — Esquilles multiples. — Suppuration prolongée. — Guérison parfaite* (Dupuytren. Leçons orales de clinique chirurgicale, t. I, p. 58).

A la suite des événements désastreux de 1814, on vit affluer à l'Hôtel-Dieu une foule de blessés de toutes les nations. Dans le nombre de ceux qui furent confiés à mes soins, se trouva un bavarois qui avait l'apophyse mastoïde du côté droit fracturée à sa base. Cette lésion avait été causée par une balle qui, dirigée d'avant en arrière, avait traversé la partie supérieure de la conque de l'oreille, la base de l'apophyse mastoïde, les muscles placés derrière elle, et qui était sortie de leur épaisseur vers le bord externe du splénius. En sondant le trajet de la plaie, on y sentait des inégalités formées par l'apophyse mastoïde, et, malgré le désordre et le gonflement que les parties molles avait éprouvés, on découvrait sans peine que le sommet de cette apophyse séparé de sa base était mobile et qu'il était entrainé en bas et en avant par le sterno-mastoïdien.

L'écartement augmentait toutes les fois que la tête et le menton étaient portés à gauche, et diminuait lorsqu'ils étaient dirigés à droite, c'est-à-dire du côté de la fracture. La plaie fut largement débridée en arrière, ce qui ne put prévenir une forte inflammation, une fièvre intense, et une irritation dans les premières voies : quelques saignées, des sangsues et des applications émollientes leur furent opposées. Une suppuration abondante eut lieu, du pus s'écoula par le conduit auditif; des foyers purulents se formèrent dans le voisinage de la plaie, on les vida au moyen de petites ouvertures par lesquelles la suppuration entraina des esquilles; d'autres furent extraites à l'aide de pinces et, vers la fin du premier mois, l'inflammation tomba par degrés. Quelque temps après, la suppuration devint moins abondante, mais le sommet de l'apophyse mastoïde obéissait encore aux contractions du sterno-mastoïdien; il se trouvait à quelque distance de sa base dont il avait été détaché.

Je fis alors usage d'un appareil composé d'un bandage de corps autour de la poitrine, au-dessous des aisselles, d'une bande appliquée autour de la tête à la hauteur du front, des tempes et de l'occiput, et d'un large ruban de fil; celui-ci placé sur la tête, de gauche à droite, engagé et solidement fixé sous les circulaires de la bande, libre au-dessous de la tempe du côté droit, et attaché ensuite à la partie antérieure du bandage de corps, servait à incliner la tête de ce côté, et à porter en même temps le menton en bas et à gauche. Par son moyen, la tête fut exactement maintenue dans la position indiquée, le muscle sterno-mastoïdien dans le relâchement, et le sommet de l'apophyse mastoïde en contact avec sa base pendant un mois ou six semaines.

Durant ce temps, le dégorgement des parties continua, la suppuration diminua, des esquilles secondaires sortirent.

Au bout de deux mois et demi, les plaies furent guéries, et le sommet de l'apophyse mastoïde enveloppé dans une masse de tissu nouvellement ossifié, parut faire corps avec sa base. Le bandage fut enlevé, les mouvement se rétablirent par degrés sans qu'il se fît d'écartement nouveau, et le malade quitta la France dans un état de guérison parfaite.

Obs. III. — *Coup de pied sur la région mastoïdienne. — Fracture des cellules mastoïdiennes* (Gaz. méd. de Strasbourg, 1869, p. 82).

Aug. M..., âgé de 25 ans, reçoit dans une rixe un coup de pied sur la partie latérale droite de la tête. Il perd un instant connaissance, mais, presque aussitôt revenu à lui, il peut faire à pied 5 kilomètres pour regagner son domicile.

Appelé le lendemain matin, je constate une plaie ecchymosée derrière l'oreille droite : elle est horizontale, notablement contuse, et l'os sous-jacent est mis à nu. Elle répond à la base de l'apophyse mastoïde, et le stylet fait facilement reconnaître que la portion mastoïdienne du temporal est intéressée. D'ailleurs, si l'on fait exécuter au malade l'expérience de Valsalva, l'air sort d'une manière manifeste par la plaie. Le conduit auditif est rempli de sang ; mais celui-ci paraît provenir de la plaie extérieure ; car la membrane du tympan et le conduit auditif du côté blessé m'ont paru indemnes. Le malade présente en outre une surdité absolue.

Trente jours plus tard, le malade était complètement guéri ; la suppuration s'était établie au bout de quelques jours ; quelques petites esquilles s'étaient éliminées. Mais la guérison n'est pas absolument complète encore aujourd'hui, car la surdité, quoique notablement diminuée, est cependant encore assez marquée.

Obs. IV. — *Pneumatocèle traumatique du crâne consécutif à une fracture du rocher, au niveau de la caisse du tympan* (1). (Dr Chevance, de Vassy, Union médicale, t. VI, 19 oct. 1852.)

T... (Charles), âgé de 33 ans, marié, habite Vassy où il exerce l'état de mineur. Il est d'une taille moyenne, d'un tempérament mixte, il a toujours joui d'une bonne santé. Dans le courant du mois de décembre 1850, il coupait du bois dans la forêt. Debout sur un chêne, à une

(1) Nous avons conservé le titre sous lequel le Dr Chevance a publié cette observation. Déjà plusieurs auteurs ont nié qu'il y eut dans ce cas fracture du rocher ; il est presque certain qu'il n'y avait qu'une fracture de la portion mastoïdienne du temporal. Il est facile de s'en convaincre par la lecture de l'observation.

hauteur d'environ 5 mètres, chaque pied appuyé sur une branche, à droite et à gauche du tronc, il voulait gagner la cime de l'arbre, quand le rameau qu'il tenait de sa main droite et qui devait aider sa marche ascendante, se détacha de l'arbre et lui fit perdre l'équilibre. Sur le point de tomber à la renverse, T... eut la présence d'esprit de jeter son corps en avant, afin d'embrasser le tronc du chêne avec ses deux mains et de prévenir le danger ; mais, vain effort : il tomba perpendiculairement sur ses pieds et ne put arrêter ou au moins ralentir sa chute en s'accrochant à une des branches de l'arbre. Au moment de son accident, il n'était chargé d'aucun fardeau et sa tête, couverte d'une casquette, ne reçut aucun coup ni pendant ni après. Le terrain sur lequel il tomba était uni et dur, car il gelait depuis plusiers jours, mais il était recouvert d'une couche uniforme de sciure de bois de 15 à 18 centimètres d'épaisseur. Cette sciure, gelée seulement à la surface et douée d'une certaine élasticité, réagit contre la pression qu'elle venait de supporter et fit rebondir le corps à une hauteur de 20 centimètres environ. Cependant T... ne perdit pas encore l'équilibre, il ne fut pas renversé, ses pieds seuls touchèrent encore le sol, seulement les diverses articulations de ses membres inférieures furent fortement fléchies les unes sur les autres. Ni le tronc ni la tête ne reçurent de chocs directs.

Les symptômes immédiats furent une douleur fixe, très-violente, à la partie postérieure gauche de la tête, située à 5 centimètres du conduit auditif externe et du sommet de l'apophyse mastoïde, à peu près au niveau de la fontanelle latérale ou des sutures qui joignent le temporal à l'angle postéro-inférieur du pariétal et à la partie correspondante de l'occipital, de l'éblouissement, de légers vertiges, des tintements d'oreille, de l'étourdissement qui dura plus d'une demi-heure et pendant lequel le blessé marcha éperdu, au hasard, au milieu de la forêt, tenant entre ses mains sa tête qui est très-douloureuse. Il n'eut pas de perte totale de connaissance, il conserva le souvenir de son accident, et il assure avoir entendu un bruit de craquement à la tête, à l'endroit même où était le point sensible. Au bout d'une heure la douleur s'étant calmée, T... revint à lui, quoique sans force et sans courage il fit un fagot pesant environ 25 kilogr., le plaça sur une hotte et gagna avec ce fardeau son logis dont il était distant de 3 kilomètres. Il n'eut pas d'écoulement, ni de sang, ni de sérosité sanguinolente, ni de liquide céphalo-rachidien par le nez, la bouche ou les oreilles.

Les phénomènes consécutifs furent sans gravité. Le blessé se plaignit seulement d'une violente céphalalgie ou plutôt d'une douleur fixe derrière la tête, de faiblesse, de fatigue dans les membres, ainsi que de gêne en tournant le cou. Il n'eut pas de somnolence, ne suspendit pas un seul instant son genre de vie et de travail ; les secours de l'art ne lui furent donnés ni le jour de son accident, ni les jours suivants. Son crâne ne fut pas exploré.

Le siége de la douleur a toujours été invariable. Il n'y eut jamais de surdité proprement dite ; seulement, six semaines après sa chute, T... éprouva dans l'oreille gauche de la faiblesse et des bourdonnements continuels et fatigants, qui augmentaient quand il était en plein air et variaient avec la force du vent. Aussi, pour en diminuer l'intensité, ce jeune homme obstruait-il le passage de l'air en bouchant le conduit auditif externe avec une boulette de coton.

A la même époque, c'est-à-dire six semaines après l'accident, T... sentit à la partie postérieure de l'oreille gauche, au niveau même du siége de la douleur, une petite bosse dure, égale, insensible, oblongue, à grand diamètre vertical ayant 3 à 4 centimètres de long sur 1 à 2 centimètres de large. Il ne peut nous dire si, préalablement, cette région était le siége d'un certain empâtement ou d'une tuméfaction. Pendant huit mois son accroissement fut très-lent, à peine perceptible, sans gêne aucune pour le blessé. Mais du mois d'octobre 1851 au mois de février dernier, elle envahit la moitié postérieure gauche de la tête ; bientôt même elle franchit la ligne médiane postérieure et, en quelques semaines, elle occupa toute la région occipitale. C'est alors seulement que, pour la première fois, T... consulta un de nos confrères. Ce médecin, pensant avoir affaire à un kyste dermoïde, fit à la tumeur une ponction avec un trois-quarts à hydrocèle, et au lieu de matière athéromateuse qu'il espérait voir s'écouler par la canule de l'instrument, il n'en entendit sortir que du vent. Une seconde ponction faite de la même manière quelques jours plus tard lui donna le même résultat. Alors le blessé vient à l'hôpital réclamer nos soins. C'était dans le courant de mai. Nous l'examinâmes avec M. Pissot, médecin en chef de l'établissement. La tumeur avait à peu près le développement qu'elle présente aujourd'hui. Elle commence à gauche à 4 cent. de l'oreille et s'étend transversalement dans une largeur de 15 cent., jusque près de l'oreille droite. Ses caractères sont d'être élastique, résistante et indolente à la pression, de ne pas être fluctuante, de produire un son clair, tympanique à la percussion, et de ne laisser aucun bruit à l'auscultation. Ces divers signes nous ont démontré que nous avions affaire à toute autre chose qu'à une tumeur athéromateuse. Afin de savoir quel était la nature du fluide contenu dans cette poche, nous y avions fait une ponction avec un trois-quarts explorateur et nous avons recueilli sous l'eau trois grandes éprouvettes de gaz, que l'analyse chimique nous a prouvé être de l'air atmosphérique.

Il existe sur la surface du crâne envahi par la tumeur plusieurs bosselures faciles à sentir, surtout après l'expulsion de l'air. Deux d'entre elles méritent d'être notées. Elles sont situées l'une à 2, l'autre à 4 centimètres du conduit auditif de l'oreille gauche, en suivant une ligne oblique de bas en haut et d'avant en arrière. Elles sont dures, insensibles au toucher, immobiles, faisant une saillie de 2 à 3 centimètres dans l'intérieur de la tumeur, à pointes mousses, à larges bases. On dirait des esquilles osseuses ou des exostoses. Entre ces deux saillies, est une dépression où T... accuse de la sensibilité toutes les fois qu'on y appuie le doigt ; c'est là précisément le point où la douleur s'est toujours manifestée. Nous n'y avons perçu ni battement ni pulsations. Le patient ne veut pas permettre qu'on y exerce une pression un peu longue à cause de la souffrance que cette exploration lui fait éprouver. Nous n'avons pu obtenir aucun renseignement sur l'état de cette région immédiatement après la chute ; T... dit seulement qu'elle lui faisait mal.

La dureté de l'oreille dura environ huit mois. Elle s'affaiblit, ainsi que la douleur fixée derrière l'oreille, à mesure que la tumeur prit du développement ; et, à l'époque où nous vimes le malade pour la première fois, en mai dernier, ni l'une ni l'autre n'existaient plus. Toutefois elles reparaissent toutes deux, mais peu intenses, quand on vide la poche de l'air qu'elle contient, et elles durent jusqu'à ce qu'elle en soit de nouveau remplie.

La membrane du tympan n'est pas intègre. Elle est fendue transversalement ainsi que nous l'avons constaté *de visu*. En faisant faire de fortes expirations au patient, son nez et sa bouche préalablement fermés, il se passe deux phénomènes que nous avons parfaitement prévus. Le premier, c'est que l'air sort en sifflant par l'oreille et avec assez de force pour faire vaciller la flamme d'une bougie placée le plus près possible de l'orifice externe du conduit auditif ; le second, c'est que la tumeur se gonfle, se distend d'une manière évidente, de même qu'une vessie vide qu'on insuffle. Circonscrite avec les deux mains, puis comprimée lentement et avec une certaine force elle s'affaisse petit à petit et le malade assure sentir l'air sortir par le conduit auditif, en même temps qu'il perçoit dans cet organe un bruit de claquement et dans toute la tête une pesanteur insolite qui ne cesse qu'avec la pression. Il dit n'éprouver aucune sensation spéciale à la partie supérieure du pharynx, près de l'ouverture de la trompe d'Eustache. Cependant, l'air pénètre également dans la tumeur par ce conduit ; car si, comme nous l'avons fait, on bouche aussi hermétiquement que possible le conduit auditif externe après avoir vidé la poche, elle se forme de nouveau seulement avec un peu plus de lenteur. L'insufflation auriculaire ne nous a donné aucun résultat.

La tumeur est uniloculaire. La canule du trois-quarts explorateur peut y être promenée dans tous les sens librement, en pénétrant à une profondeur de 4 à 6 centimètres. La plus petite ponction suffit pour que, au moyen d'une légère pression, la totalité de l'air s'échappe, quel que soit le point de la poche où la pression soit faite. Nous avons pratiqué quatre fois cette petite opération dans l'espace de quatre mois, et toujours les mêmes phénomènes se sont manifestés.

Ainsi T... se plaint d'éprouver de l'abattement, de l'énervation, d'être inapte au travail; il lui semble qu'un poids énorme pèse sur sa tête, son oreille devient dure et bourdonne. Mais ce malaise est passager. Au bout de deux à trois heures, tout trouble fonctionnel a disparu; la tumeur commence à se remplir, et, en moins de cinq à six jours, elle est aussi distendue qu'avant la ponction.

L'oreille externe et la région mastoïdienne gauches n'offrent rien de remarquable. Il n'y a ni vice de conformation, ni désorganisation. Jamais de paralysie, même passagère, de la face; jamais non plus d'amaurose ni de perte de l'odorat et du goût. Toutes les fonctions se font régulièrement. T... ne ressent pas de troubles de l'intelligence, de la sensibilité ou du mouvement; seulement sa tête est lourde et pesante, quand la tumeur est vide.

(La fin de cette observation fut publiée dix ans plus tard (1) par le D\ Chevance, de Vassy. On y trouve la relation du traitement qui fut suivi d'une guérison complète.)

Obs. V. — *Écrasement de l'apophyse mastoïde et fracture de la base du crâne par le choc de deux projectiles, dans un cas de suicide par arme à feu.* (Larrey, *Bull. de la Soc. de chir.*, 1ʳᵒ série, t. V, p. 52.)

M. Larrey présente à la Société le crâne d'un militaire récemment suicidé par un coup de feu, avec une lésion assez curieuse.

Le canon de fusil, pourvu de son bouchon (cylindre de bois surmonté d'une virole en fer), avait été appliqué sur la ligne médiane de la région sus-hyoïdienne, mais il s'était dévié de gauche à droite au moment de l'explosion. Le projectile, chassé par la balle, effleura d'abord la surface externe de la branche horizontale de la mâchoire, sans la fracturer; mais il broya les vaisseaux carotidiens et les muscles environnants à tel point que leur structure anatomique en fut méconnaissable à l'autopsie. Il refoula ensuite en dehors la glande parotide, ainsi que le pavillon de l'oreille, et s'arrêta là dans une position verticale parallèle à la branche ascendante de la mâchoire. Son bout supérieur, garni du couvercle métallique, faisait saillie sous les téguments, et son bout inférieur, en bois, se trouvait aussi recouvert en grande partie par la peau et immédiatement par la parotide.

La balle, qui avait chassé le bouchon devant elle en écartant son extrémité inférieure garnie d'un clou, avait subi par cette résistance une légère déviation en dehors; elle avait frappé avec violence l'apophyse mastoïde, et s'était déformée en broyant tout à fait cette éminence osseuse, ainsi que l'attache supérieure du muscle sterno-mastoïdien; elle avait fracturé le temporal verticalement, et le rocher dans

(1) Union médicale, t. XIX, p. 384, 1863.

une direction oblique d'arrière en avant, sans perforer le crâne, et elle s'était arrêtée sous la peau, en dehors de la fosse occipitale du même côté.

Ajoutons à cela qu'il n'y eut ni hémorrhagie externe appréciable, ni épanchement intra-crânien, peut-être à cause du broiement des vaisseaux, dont le sang amassé en caillot dans le foyer de la plaie ne formait, avec les parties molles réduites en bouillie, qu'un magma inextricable.

Le blessé mourait au bout de quatre heures.

Obs. VI. — *Fracture par enfoncement de la région mastoïdienne gauche. Otorrhagie. Surdité.* (Dr Bence, *Gaz. des hôp.*, 1856, p. 61.)

Le 30 mai 1861, dans une foire de village, quelques jeunes gens jouaient aux quilles. Ceux-ci après s'être un instant querellés, engagèrent une lutte, dans laquelle le plus faible fut bientôt terrassé par son adversaire, homme plus fort et plus âgé. Le jeune gars se releva prestement, et, saisissant une pierre qui se trouvait à sa portée, il la lança à la tête de son vainqueur, qu'il atteignit derrière l'oreille gauche. L'homme tomba et resta quelques minutes sans connaissance; puis il revint à lui, participa de nouveau aux amusements de la fête, où il prolongea son séjour de quelques heures ; il reprit, à pied, le chemin de son domicile, distant de 7 kilomètres, où il arriva dans la nuit. Le lendemain, il se plaignit d'une douleur à la région mastoïdienne, et fit appeler le médecin.

Sur la partie latérale gauche de la tête, à 2 centimètres en arrière du pavillon de l'oreille, se trouve une plaie longue de 2 centimètres et large de 5 millimètres, à bords irréguliers et contus, à fond rouge et saignant ; le conduit auditif contient, dans la profondeur, du sang liquide et du sang coagulé ; les cheveux sont collés par du sang coagulé. L'examen attentif de la plaie montre que la portion mastoïdienne du temporal est enfoncée ; un stylet s'enfonce de 7 millim. Point de céphalalgie, aucun trouble cérébral.

Au bout de vingt jours, la guérison est complète, mais la malade présente encore une surdité très-accusée du côté blessé.

Obs. VII. — *Fracture du pariétal et des portions écailleuse et mastoïdienne du temporal du côté droit. Rocher intact. Otorrhagie et épistaxis.* (*Medico-chirurgical Review*, n° 30, p. 505.)

Adulte, 35 ans ; coup sur la tête et chute consécutive sur le pavé (sur le côté droit).

Insensibilité complète ; respiration ronflante, pupilles dilatées, et surtout la droite ; hémorrhagie abondante et continue de l'oreille droite et épistaxis ; pouls 66, faible et irrégulier ; extrémités froides. Au-dessus de l'angle postérieur et supérieur du pariétal, on sent une tumeur très-ferme, de la grandeur d'une pièce de 5 francs. Point de fracture appréciable. Mort.

Autopsie. — Fracture au-dessous de la tumeur et à droite ; elle s'étend du centre de l'impression faite par le muscle temporal sur le pariétal jusqu'au milieu de la portion squameuse du temporal, où elle se bifurque : une division se dirige en arrière et en bas vers le milieu de l'apophyse mastoïde ; l'autre s'étend en avant et en dedans. Le rocher est respecté. Une portion du pariétal est déprimée, et la fracture de cet os est comminutive.

Entre le pariétal et la dure-mère, il existe une couche de sang coagulé qui occupe un espace de 4 pouces carrés. Rupture de la méningée moyenne, et un épanchement entre la dure-mère et l'arachnoïde formant une couche qui s'étend au-dessus de tout l'hémisphère droit. La substance corticale est à l'état normal.

Obs. VIII. — *Fracture comminutive du temporal avec enfoncement notable des fragments et déchirure du golfe de la veine jugulaire.* (Bonnet, *Sepulc.*, t. III, p. 310.)

Un homme est trouvé mort le soir dans la rue... Le temporal était divisé en quatre fragments qui, en s'enfonçant dans le cerveau, avaient ouvert la veine jugulaire interne. Le sang, qui s'était écoulé de ce vaisseau, s'était en partie épanché dans le crâne, en même temps qu'une grande quantité était sortie par la bouche et par le nez.

Obs. IX. — *Coup de feu tiré à bout portant sur la région mastoïdienne. Lésion de l'apophyse mastoïde.... Fracture de la portion écailleuse du temporal. Mort accidentelle.* (Larrey, *Clinique chirurgicale*, t. IV, p. 261.)

Perrier, artilleur, est renversé, au moment où il mettait le feu à la pièce, par un coup de feu qu'il reçoit de très-près derrière l'oreille droite. Les projectiles étaient sans doute deux chevrotines de plomb qui pénétrèrent réunies de l'apophyse mastoïde dans la fosse temporale, sous la racine de l'oreille, et sortirent séparément, l'une à travers l'anthélix, et l'autre plus avant, vers l'arcade zygomatique.

Dans ce trajet, l'apophyse mastoïde s'est trouvée échancrée dans la moitié de son épaisseur, et la portion écailleuse de l'os temporal correspondant fracturée en éclats enfoncés dans le crâne. Les symptômes de la commotion et de la compression étaient manifestes, et tout annonçait un danger imminent. Nous nous sommes empressés de débrider l'entrée et la sortie de ces projectiles ; nous avons déplacé les esquilles enfoncées vers le cerveau, et nous en avons fait l'extraction.

L'une, de la grandeur d'un centime, présente des sillons creusés par les branches de l'artère méningée ; une assez grande quantité de sang s'est échappée par ce trépan accidentel. Un pansement simple a été fait, et de la glace posée sur la tête. Enfin des saignées révulsives à la nuque, entre les épaules et à l'épigastre, jointes au régime antiphlogistique, ont dissipé tous les accidents.

Le blessé était en voie de guérison ; arrivé au trentième jour, allant pendant la nuit au cabinet d'aisances où il fit une chute, il fut frappé d'une apoplexie foudroyante, à laquelle il ne survécut que peu d'heures.

A l'autopsie cadavérique, faite le lendemain en présence de M. Ribes, on a trouvé les parois membraneuses du sinus latéral droit rompues, e un épanchement considérable qui s'était fait sous le cervelet et dans le canal rachidien. Il est évident que cet accident a été le résultat de la chute du blessé, dont les plaies étaient entièrement cicatrisées.

OBS. X. — *Balle enchâssée dans la base de l'apophyse mastoïde. Accidents tardifs. Mort.* (Larrey, *Mémoires de chirurgie militaire*, t. III p. 310.)

Un grenadier à pied reçut une balle à la tempe gauche, au niveau du pavillon de l'oreille. Ce projectile avait labouré profondément, derrière cette partie, le muscle crotaphite ; il s'était arrêté à la base de l'apophyse mastoïde du même côté. Dans les premiers moments, on ne reconnut point la présence de ce corps étranger ; et cette blessure, très-légère en apparence, fut pansée simplement. En effet, elle se cicatrisa promptement ; et, le quinzième jour, ce militaire, qui se croyait guéri, demanda son exeat. Au moment où il allait sortir de l'hôpital, il fut surpris par des vertiges, des pesanteurs et des douleurs lancinantes à la tête : l'infirmier fut obligé de le faire recoucher.

Le lendemain matin à ma visite, j'explorai avec soin toute la tête du grenadier, et j'aperçus, vers la base de l'apophyse mastoïde et derrière l'oreille, une petite tumeur rouge avec un point de fluctuation au centre. Une ample incision faite avec le bistouri nous fit découvrir la balle profondément incrustée sur la base de cette éminence ; j'en fis l'extraction, et la plaie qui résulta de cette opération fut pansée méthodiquement. Le blessé éprouva un soulagement momentané : cependant les accidents d'une altération du cerveau se renouvelèrent et allèrent en augmentant ; une fièvre soporeuse se déclara, et le malade mourut dans l'assoupissement léthargique, après avoir été frappé d'hémiplégie du côté droit.

A l'ouverture du crâne que nous fîmes le lendemain, nous découvrîmes une fracture à l'éminence déjà citée, qui traversait la base du rocher et s'étendait vers l'os sphénoïde. Il y avait carie aux cellules de cette apophyse, un point de suppuration dans le lobe correspondant du cerveau ; enfin, un épanchement purulent dans la fosse moyenne de la base du crâne.

Obs. XI. — *Blessure de la tempe gauche par une balle, dont une partie est venue s'enclaver légèrement dans la base de l'apophyse mastoïde. Mort.* (Larrey. Mémoires de chirurgie militaire, t. IV, p. 287.)

Le blessé avait, depuis cinq jours, été frappé à la tempe gauche par une balle de plomb ; la moitié de ce projectile avait pénétré dans le crâne, en se laminant à travers une fente étroite que son choc avait éterminée ; l'autre moitié avait labouré le muscle crotaphite jusqu'à son attache postérieure, et était venue s'arrêter à la base de l'apophyse mastoïde.

Le blessé était frappé d'hémiplégie du côté droit ; il avait perdu l'usage des sens, et il était dans un état d'agitation continuelle. La plaie de la tempe débridée, et le point fracturé mis à nu, je découvris le trajet du morceau de plomb qui avait labouré le muscle. Il était légèrement enclavé dans la base de l'apophyse, et j'en fis facilement l'extraction à l'aide d'une contre-ouverture pratiquée sur le point où le corps faisait saillie.

J'appliquai une couronne de trépan à la partie déclive de la plaie, et très-près du point où l'autre morceau de plomb était enclavé. Il me fut facile de le déplacer et de l'extraire avec plusieurs esquilles qui lui étaient contiguës. Il y avait aussi entre le crâne et la dure-mère du sang épanché, auquel je donnai issue.

Le malade fut d'abord soulagé ; mais quelques jours après il tomba dans un état d'adynamie auquel il succomba.

Obs. XII. — *Chute sur la région occipitale. Ecchymoses mastoïdienne et pharyngienne.* (Société de chirurgie. Mémoire de Dolbeau.)

Un homme fut admis salle Sainte-Vierge pour y être traité des accidents d'une chute récente. En descendant un escalier mal éclairé, l'individu avait glissé sur les talons, et la tête avait porté sur la région occipitale.

Le blessé, lors de son entrée à l'hôpital, présentait une bosse sanguine au voisinage de l'apophyse mastoïde du côté gauche ; du reste, pas d'écoulement sanguin par l'oreille ni par le nez. Le malade fut gardé au repos avec un régime sévère.

Quatre jours plus tard, il se plaignit de douleur en avalant sa salive ; il avait la voix gutturale ; on pensa à une angine simple. Cependant l'examen de la gorge ne fit constater aucun des caractères de l'angine, mais en revanche on voyait très-bien, derrière le voile du palais, une ecchymose de la paroi postérieure du pharynx.

Après un séjour de trois semaines le malade quitta l'hôpital en parfaite santé. Le diagnostic porté fut : contusion violente du crâne, sans fracture.

Ce diagnostic était-il parfaitement exact? C'est là un point discutable.

OBS. XIII. — *Balle logée dans la portion mastoïdienne du temporal, éliminée par la suppuration. Guérison.* (Larrey. Mémoire de chirurgie militaire, t. I, p. 309.)

Le général Lannes reçut à la face, devant la brèche de la Courtine, une balle qui alla se cacher derrière l'oreille. Je remédiai aux premiers accidents. La suppuration l'ayant détachée, par la suite, de la surface de l'os, elle fit saillie sous les téguments, et il fut aisé de l'extraire. Sa sortie termina la guérison.

OBS. XIV. — *Pneumatocèle du crâne, située à la région mastoïdienne et produite par une déhiscence spontanée de cette apophyse.* (Wember. Archiv f. Chirurgie, III, nos 5 et 6, 1873.)

Un jeune homme de 20 ans, présente derrière l'oreille droite, à la partie supérieure de l'apophyse mastoïde, une tumeur qui s'est produite il y a quatre ans, à la suite d'un violent éternument. Grosse d'abord comme un œuf de pigeon, elle se développa progressivement jusqu'à acquérir le volume du poing. Au début, la tumeur pouvait être réduite assez facilement par une pression modérée ; mais, lorsqu'elle eut pris un certain développement, toutes les tentatives de réduction restèrent infructueuses.

Au moment où le malade se présente à la Clinique, la tumeur occupe tout le côté droit du cuir chevelu : elle part du frontal, couvre toute la région temporale et va jusqu'au milieu de l'occipital. Elle est aplatie, sa base est large, sa surface irrégulière, bosselée ; aux points les plus élevés, la peau peut être soulevée de l'os dans une étendue de 1 1/2 à 2 pouces ; elle est d'ailleurs normale, on peut la comprimer dans tous les sens sans provoquer la moindre douleur : on éprouve alors la sensation d'un gaz qui se déplace. Quel que soit le degré de compression que l'on exerce, on ne provoque pas de symptômes de compression cérébrale ; le malade accuse seulement un courant d'air dans le pharynx.

A travers la tumeur, on constate sur l'apophyse mastoïde une fissure triangulaire dont le sommet est dirigé en bas, et dans laquelle on peut engager toute la longueur d'une phalange. La tumeur donne à la percussion un bruit de tambour ; en y appliquant l'oreille pendant qu'on la presse dans différentes directions, on perçoit un bruit de souffle très net. Pas de crépitation d'emphysème.

Sous l'influence d'une violente expiration (éternument) ou de l'expérience de Valsava, la tumeur augmente de volume et de tension.

Une compression prolongée, soit par un bandage, soit par suite du décubitus, provoque quelquefois une gène passagère dans la respiration et un bruissement dans les oreilles.

L'examen de l'oreille ne révèle rien de particulier.

Le conduit auditif ne renferme pas trace de suppuration, la membrane du tympan est intacte, son aspect et sa coloration normaux, sa trompe perméable. L'acuité auditive est un peu diminuée du côté de la tumeur; le malade y entend moins bien qu'à gauche le tic tac d'une montre dont le mouvement n'est pas trop bruyant.

L'état général du malade est assez satisfaisant; il n'a d'ailleurs jamais eu de maladie grave.

On applique un bandage compressif en gomme élastique sous forme de capeline d'Hippocrate. Au bout de trois jours, la tumeur a complètement disparu, et l'on sent nettement la fente triangulaire qui siége sur l'apophyse mastoïde, et dont la base, dirigée en haut, mesure 1 centimètre. La compression a provoqué quelques éructations, mais pas le moindre accident du côté de la respiration. La compression fut continuée pendant douze jours, mais sans résultat durable; il restait toujours une certaine quantité d'air qui empêchait le recollement de la peau.

Une ponction faite avec un trocart explorateur donna issue à une certaine quantité d'air, mais ne suffit pas pour obtenir la guérison. On eut recours alors à une injection iodée. L'injectiou fut faite, au moyen d'une seringue de Pravaz, sur une portion de la tumeur, qu'on isola en la comprimant entre les doigts. A la suite de l'injection, bandage compressif; douleur légère, pas d'inflammation. Au bout de deux jours, on remarqua que la tumeur ne reprenait pas son volume primitif. Deux nouvelles injections sur un autre point, nouvelle diminution de la tumeur. Après la quatrième injection, la tumeur a complètement disparu; la peau est parfaitement appliquée sur la surface inégale de l'os et ne se laisse plus ni soulever, ni plisser. Le malade, entièrement guéri, demande à s'en aller.

OBS. XV. — *Fracture à bords peu écartés, limitée à l'occipital; écoulement séro-sanguinolent, sans fracture du rocher, sans communication du labyrinthe avec le tympan, sans ouverture de vaisseaux voisins.* (Prescott Hewett. Bull. de la Société de chirurgie, décembre 1854.)

Un homme de 45 ans fit une chute de 20 pieds de haut, resta quelques instants étourdi et reprit bientôt connaissance. Il y avait une plaie contuse à la partie postéro-supérieure de la tète, à droite, et un liquide séro-sanguinolent coulait en abondance de l'oreille gauche. Cet écou-

lement continua très-abondant pendant trois jours, d'abord rosé, puis
complètement limpide ; il diminua le quatrième jour, disparut le cinquième, et fut remplacé le sixième par un petit suintement séro-puru-
lent. Le liquide contenait une notable proportion d'albumine ; mais,
comme il renfermait toujours du sang, le Dr Bence Jones, à qui l'analyse fut confiée, déclara qu'il ne pouvait avoir aucune valeur significative.

Au bout de sept jours, le malade succomba d'une méningo-encéphalite coïncidant avec un érysipèle du cuir chevelu.

A l'autopsie on constata :

Une fracture à bords peu écartés, commençant vers le milieu de la
fosse occipitale droite, et se dirigeant vers le grand trou occipital. Une
fissure à peine marquée, qui longeait le trou occipital, venait se perdre
en arrière du trou déchiré postérieur.

Partout la dure-mère est intacte ; les parois du sinus latéral gauche
sont parfaitement saines. Le rocher examiné à plusieurs reprises, avant
et après macération, avec le plus grand soin, par M. Hewett et
M. Henri Gray, conservateur du musée de l'hôpital, le rocher ne présentait aucune trace de fracture sur aucune de ses faces.

Le cul-de-sac arachnoïdien, la dure-mère, les nerfs, les parois du
conduit auditif interne étaient parfaitement sains ; sur le nerf auditif
on voyait une gouttelette de sang grosse comme une tête d'épingle.

La membrane du tympan était largement perforée en avant et en
bas. Les osselets de l'ouïe étaient à leur place ; la base de l'étrier rem-
plaçait la fenêtre orale ; rien du côté de la fenêtre ronde.

Toute la membrane interne de la caisse du tympan, était d'un rouge
vif dû à la présence d'un réseau vasculaire très-développé ; les cellules
mastoïdiennes étaient remplies de pus. Le vestibule, le limaçon et les
conduits demi-circulaires ne présentaient aucun changement de coloration : partout, ils sont à l'état le plus normal.

Obs. XVI. — *Balle logée dans l'épaisseur de l'apophyse mastoïde. Diffi-
culté de son extraction. Guérison.* (Dupuytren. Leçons orales de clinique chirurgicale, t. VI, p. 186.)

Jean Moreau, âgé de 23 ans, soldat dans les dragons, fut le 17 juin
1815, à la bataille de Fleurus, atteint par une balle lancée d'un endroit
peu éloigné. La balle frappa la concavité du pavillon de l'oreille et pénétra jusque dans l'apophyse mastoïde. Une quantité de sang peu considérable s'écoula. Le malade fut à peine pansé pendant les cinq premiers jours qui suivirent l'accident. Il revint à Paris, et entra à l'Hôtel-
Dieu, le 24 juin 1815.

D'après le rapport du malade et l'examen de la plaie, il était certain
que la blessure avait été faite par une balle. Une seule ouverture
ayant lieu, la balle ne devait probablement pas être sortie. Son entrée

s'était faite vers la partie moyenne de la concavité du pavillon ; l'ouverture était oblique, et le sens de cette obliquité fit juger que la balle, en suivant cette direction, devait s'être logée dans l'épaisseur de l'apophyse mastoïde. Une sonde introduite dans la plaie, et les doigts portés derrière le pavillon de l'oreille firent reconnaître que c'était, en effet, sa position. Mais elle y était immobile et tellement enclavée que son extraction devait être difficile.

M. Dupuytren entreprit cette opération de la manière suivante :

L'ouverture d'entrée n'eut pas besoin d'être agrandie ; une contre-ouverture fut pratiquée derrière le pavillon de l'oreille ; alors M. Dupuytren enfonça le manche d'une spatule par l'ouverture d'entrée de la balle, de manière que son extrémité fut placée entre l'os et la balle. Des pinces introduites par la contre-ouverture, saisirent la balle, de sorte qu'en se servant de la spatule comme d'un levier du premier genre, la balle fut soulevée de dedans en dehors et attirée dans le même sens, par l'effort direct que l'on exerçait dessus au moyen des pinces.

La balle extraite parut inégale ; elle offrait surtout un aplatissement très-marqué, qui la privait de sa forme sphérique. Cette déformation fut produite par la résistance qu'opposa l'apophyse mastoïde.

Le malade n'éprouvait point de douleurs à la tête. La balle avait frappé obliquement la partie inférieure et externe du crâne, par conséquent la commotion ne pouvait être que faible. La plaie fut pansée avec de la charpie et l'on eut soin de bien entretenir les ouvertures.

Le malade sortit de l'Hôtel-Dieu, le surlendemain de l'extraction de la balle ; on ne le revit plus ; mais tout donne lieu d'exposer qu'il a obtenu une guérison heureuse, malgré le danger de la carie, si commune dans cette portion du crâne.

Obs. XVII. — *Plaie par instrument piquant de l'apophyse mastoïde. Séjour de corps étranger. Otorrhée. Guérison par la trépanation.* (Alb. Brochin. Thèse inaug. Paris, 1874, p. 42.)

Au mois de mai de l'année 1867, M. P..., âgé de 70 ans, horloger, est attaqué dans son propre magasin par un malfaiteur, qui lui assène sur le côté droit de la tête un violent coup avec un de ces instruments en acier trempé dont se servent les horlogers pour graver sur les cadrans des pendules.

Cet instrument était gros comme un manche de porte-plume, triangulaire, un peu excavé sur ses trois faces et terminé comme un trocart, peu allongé vers la pointe, mais tranchant sur les trois arêtes.

Le coup porta sur l'apophyse mastoïde, à sa partie moyenne. La lame compacte externe, le tissu spongieux, avaient été perforés, et la lame compacte interne avait été brisée. L'assassin continua de frapper avec son instrument cassé, et M. P... reçut vingt-neuf blessures.

Ce fut à ce moment que M. le Dr Collineau lui donna des soins. Trois mois après, toutes ces plaies étaient complètement cicatrisées. Mais il persista un écoulement de l'oreille, contre lequel échouèrent tous les traitements. Ce malade fut alors présenté à M. G. Desarènes, qui, ayant remarqué une petite fistule derrière l'oreille, introduisit un stylet et reconnut à 0^m,002 environ, la présence d'un corps dur, métallique, et très-solidement enclavé dans l'os. Interrogeant alors le malade, il apprit qu'on n'avait trouvé nulle part la pointe de l'instrument dont s'était servi le malfaiteur. Après avoir débridé la plaie, M. Desarènes fit de vaines tentatives, avec une pince, pour extraire ce corps étranger. N'ayant pu y parvenir, il présenta alors le malade à M. Péan, qui pratiqua l'opération suivante :

Il essaya d'abord, à l'aide de la gouge et du maillet, d'évider un peu l'os et de saisir la petite lame d'acier que l'on pouvait apercevoir ; mais celle-ci résistait ou se brisait dans la pince. M. Péan pratiqua alors, autour de la lame osseuse, plusieurs ouvertures avec le trépan, et pénétra assez avant dans l'apophyse pour saisir solidement, avec les pinces, le morceau d'acier dans une longueur d'au moins 0^m,01. Toute la lame longue de 0^m,02, fut ainsi extraite. La pointe était intacte ; il manquait seulement, à la base, de petits éclats qui avaient été détachés dans les premières tentatives d'extraction.

L'opération, quoique fort longue, ne fut suivie d'aucun accident ; il n'y eut point d'hémorrhagie, et le malade, qui avait été opéré chez M. Desarènes, put être aussitôt reconduit chez lui.

On plaça un tube à drainage à demeure dans l'ouverture osseuse, et les liquides injectés par l'oreille, sortaient facilement en traversant les cellules mastoïdiennes par l'ouverture artificielle.

Les suites furent aussi régulières que possible, le malade n'eut pas de fièvre ; deux mois et demi après l'opération, tout écoulement avait cessé, et un mois plus tard, la cicatrisation était complète. Depuis lors ce malade n'a plus éprouvé aucun accident de ce côté.

Obs. XVIII. — *Fracture du temporal au niveau des cellules mastoïdiennes. Pas de plaie. Ecchymose. Otorrhagie. Surdité.* (Lyon médical 1866, p. 39.)

T..., carrier, manœuvrait un treuil qui servait à monter un panier rempli de pierres. Tout à coup, la partie de la manivelle qu'il tenait dans sa main, se brise, et le malheureux ouvrier, à qui l'équilibre manque, est atteint derrière l'oreille droite par l'autre partie de la manivelle qui tourne avec une grande rapidité. Chute sur le coup et perte de connaissance ; mais il revient presque aussitôt à lui.

A son arrivée à l'hôpital, on constate un écoulement de sang par l'oreille, une ecchymose peu étendue de la région mastoïdienne qui est excessivement douloureuse.

Après quinze jours de traitement, le malade quitte l'hôpital : l'ecchymose a disparu et l'os est volumineux et plus saillant. On en conclut à l'existence d'une fracture des cellules mastoïdiennes. Le malade est très-sourd de l'oreille droite.

Obs. XIX. — *Fracture avec enfoncement de la voûte du crâne. Félure gagnant la base du crâne, mais rocher intact. Otorrhagie.* (Marjolin. Bull. de la Soc. de chirurg., 1869, p. 3.)

Un enfant de 3 ans et demi, rachitique au plus haut degré, est entré dans mon service, le 3 septembre dernier ; il venait de faire une chute d'un second étage et perdait par l'oreille une grande quantité de sang.

Le petit malade présentait beaucoup d'agitation ; les membres avaient conservé leur mobilité, et il y avait à la voûte crânienne tous les signes d'une fracture avec enfoncement. Je fis appliquer des révulsifs sur les membres inférieurs, et prescrivis un purgatif (jalap et calomel).

Le second jour, il parut y avoir une amélioration. L'agitation avait disparu ; mais le pouls était faible et l'écoulement du sang, après avoir persisté toute la nuit, avait été remplacé par un écoulement de sérosité, qui dura quarante heures.

L'état général continua à s'améliorer. La paralysie, qui s'était montrée dans tout le côté gauche, avait cessé ; l'intelligence reparut, et l'enfant put se promener, à la condition que quelqu'un lui donnât la main.

Je pensais que mon petit malade pourrait, à quelques jours de là, quitter l'hôpital, lorsque, le 15 novembre, il prit à ses voisins une rougeole, suivie de gangrène de la bouche et d'abcès volumineux de la joue.

Le 27. Il présentait tous les phénomènes du croup, maladie à laquelle deux de ses petits voisins avaient succombé. Un instant il parut aller mieux ; à la fin, une broncho-pneumonie vint entraîner la mort.

Nous trouvâmes une fracture transversale, avec dépression et enfoncement de la voûte crânienne ; la substance cérébrale était à la périphérie du cerveau et dans la partie correspondant à la fracture, réduite en putrilage. Il existait sous l'arachnoïde, un épanchement sanguin considérable ; mais rien ne nous montra du côté du rocher, intact sur toute sa face supérieure, l'origine de l'écoulement sanguin et de sérosité. La fracture, qui partait de la voûte du crâne, se prolongeait sur la pórtion mastoïdienne du temporal et arrivait jusqu'à la base. Le sinus latéral était intact.

OBS. XX. — *Balle logée dans l'apophyse mastoïde. Mort.* (Demarquay. Bull. de la Soc. anat., 1844, p. 297.)

M. Demarquay présente le crâne d'une jeune fille qui a reçu un coup de pistolet à la tête. Au douzième ou quinzième jour, elle fut prise de fièvre, de délire, etc., et mourut.

A l'autopsie, on trouva des traces de méningite et d'encéphalite sous l'endroit où siégeait la balle; celle-ci s'était logée dans l'apophyse mastoïde droite, sans avoir produit de fracture des parois du crâne proprement dites ; il y avait seulement écartement des sutures temporo-occipitales.

OBS. XXI. — *Simple fracture des cellules mastoïdiennes. Otorrhagie,* (Trélat, Bull. de la Soc. anat., 1852, p. 212.)

Sur une pièce, M. Trélat montre une simple fracture des cellules mastoïdiennes qui a été accompagnée d'écoulement de sang par l'o, reille.

OBS. XXII. — *Coup sur la tête. Otorrhagie. Ecoulement purulent par l'oreille. Guérison avec perte de l'ouïe.* (Benoit. Gaz. médicale de Strasbourg, 1868, p. 110.)

X..., reçoit un coup sur la tête, saigne par l'oreille droite, souffre postérieurement d'une inflammation suppurative de l'oreille moyenne où persiste un écoulement purulent, et guérit avec perte de l'ouïe. Il vit en Amérique depuis plusieurs années. ,

A la suite de ces observations, nous indiquerons quelques faits qui ne sont qu'indiqués, sans aucun détail, dans le auteurs.

1° *Cas de Blandin.* — L'apophyse mastoïde peut être quelquefois fracturée, et seulement avec enfoncement vers le tympan, ce qui, de prime abord, pourrait être facilement confondu avec un enfoncement véritable vers le cerveau. J'ai observé un exemple de cette méprise. (Blandin. Anat. chirurg., p. 57.)

2° *Cas rapporté par Dolbeau.* — J'ai lu autrefois une observation qu'il m'a été impossible de retrouver; c'était un emphysème survenu derrière l'oreille d'un jeune garçon qui, en tombant, s'était fracturé l'apophyse mastoïde. (Dolbeau. De l'emphysème traumatique. Thèse d'agrégation, 1860, p. 25.)

3º *Cas de Panas*. — M. Panas rapporte le cas d'un malade qui, à la suite d'un coup reçu sur l'apophyse mastoïde, présentait une rupture de la membrane du tympan et une otorrhagie abondante, et qui, cependant, guérit rapidement. (Société de chirurgie. Séance du 6 janvier 1869.)

4º *Plusieurs cas de MM. Venard et Lach*. — MM. Venard et Lach relatent des exemples intéressants d'écoulement de sang par l'oreille dans des cas de fractures des cellules mastoïdiennes. (Société médicale du Haut-Rhin. Séance du 18 oct. 1868. Gaz. méd. de Strasbourg, 1869, p. 45.)

Signalons enfin, en terminant, que M. Duplay, dans une leçon publiée dans le *Progrès médical* (année 1876, p. 739), parle de deux cas de fractures de l'apophyse mastoïde suivies d'otorrhagie, dont un aurait pu être examiné à l'autopsie, présentés à la Société de chirurgie par M. Panas. Nous avons compulsé avec soin les Bulletins de cette Société à plusieurs reprises, et nous n'avons pu les retrouver. Toutefois nous devons dire qu'il nous a été impossible de consulter les Bulletins de l'année 1868 ; ce volume n'existe ni à la bibliothèque de l'École de médecine, ni à la bibliothèque nationale.

II. — EXPÉRIENCES CADAVÉRIQUES.

Nous nous sommes efforcé de nous mettre dans les conditions les plus favorables pour faire ces expériences. Nous avons choisi des sujets, hommes ou femmes, ayant des apophyses bien développées et ne présentant aucune altération pathologique ; de plus, ces sujets étaient parvenus dans la force de l'âge.

Dans ces expériences, nous avons eu uniquement pour but l'étude des fractures complètes de l'apophyse mastoïde et de démontrer :

Que des coups appliqués directement sur l'apophyse mas-

toïde peuvent produire des fractures limitées à cet organe,
même sur le cadavre (fait qui a été nié).

Elles nous ont aussi servi à nous rendre compte de l'anatomie pathologique de ces lésions aussi bien au point de vue de la fracture même, que des altérations que peuvent subir les organes voisins.

Comme agent vulnérant, nous nous sommes servi du marteau que l'on trouve dans les boîtes d'autopsie des amphithéâtres des hôpitaux, et nous avons frappé avec le côté dont la forme est carrée. Les coups ont été dirigés horizontalement de dehors en dedans, de manière à venir atteindre le sommet de l'apophyse mastoïde. En effet, dans un cas où le coup mal dirigé était venu tomber un peu au-dessus de la base de l'apophyse, nous avons reconnu que la fracture était constituée par une simple fêlure au niveau de la portion mastoïdienne, et en examinant la face interne du crâne nous avons constaté une fracture longitudinale du rocher correspondant. Ce qui nous conduit à penser que, quand la force vulnérante agit au-dessus de la base de l'apophyse, elle a peu de tendance à se limiter à cette région, et tend, au contraire, à produire des lésions vers la base du crâne et notamment vers le rocher.

Dans les autres cas, les coups ayant toujours porté plus ou moins près du sommet de l'apophyse, nous avons toujours, sans déployer une force exagérée, déterminé facilement la lésion que nous cherchions à produire.

Dans chacune de ces expériences, après avoir déterminé la fracture des deux apophyses, nous avons d'abord examiné par la vue et le palper le résultat du traumatisme ; puis la dissection de la région a été faite ; enfin nous avons scié le crâne pour pouvoir nous rendre compte de l'état du sinus latéral, et nous assurer aussi qu'il n'existait pas d'autres fractures de la boîte crânienne.

Voici les résultats que nous avons obtenus :

Première expérience. — Femme de 44 ans, bien constituée, assez forte. Apophyses mastoïdes des deux côtés bien développées.

Côté droit. Au coup de marteau, bruit caractéristique annonçant que la fracture s'est produite. Le coup a porté assez près de la base de l'apophyse, comme l'indiquent les traces que l'instrument a laissées sur la peau.

La saillie mastoïdienne a diminué notablement : une plaie horizontale, allant jusqu'à l'os, laisse voir l'intérieur du foyer de la fracture. Le sommet de l'apophyse a été porté en dedans, de sorte que les deux fragments, accolés par leur partie interne, s'écartent en dehors ; l'écartement est de 3 millimètres environ.

Au palper le fragment inférieur paraît formé par une seule pièce osseuse ; mais la dissection fait voir qu'il est en réalité formé de plusieurs parties osseuses, réunies par le périoste, qui, vu sa grande épaisseur, les maintenait intimement réunis.

La fracture intéresse la base même de l'apophyse, mais obliquement de haut en bas et de dehors en dedans. Du côté du temporal, on trouve quelques petites aiguilles, dont une plus volumineuse comprend une petite portion de la paroi postérieure du conduit auditif externe. D'ailleurs, aucune fêlure sur le reste du temporal.

Le périoste est déchiré dans toute l'étendue de la fracture, sauf à la face interne de l'apophyse : de sorte que le fragment inférieur tenait encore à ce niveau au reste du temporal. Le sterno-mastoïdien est déchiré au niveau même de la fracture ; sa partie inférieure intacte est demeurée attachée sur le fragment inférieur ou plutôt sur la coque qui l'entoure. Le digastrique, l'artère occipitale et le nerf facial sont indemnes.

Côté gauche. La fracture est aussi facilement produite : le coup a porté directement sur le sommet de l'apophyse.

Petite plaie extérieure n'allant pas jusqu'à l'os. Le fragment inférieur a été porté tout d'une pièce en dedans, de sorte que l'on sent au-dessus une crête saillante due au reste de la portion mastoïdienne du temporal.

La fracture intéresse la base de l'apophyse ; mais la section est horizontale. Le fragment inférieur est tout à fait analogue à celui de la fracture que nous avons produite du côté droit, seulement il est un peu moins volumineux.

Le périoste n'est déchiré que sur une très-petite étendue au niveau de la partie externe. Même état du sterno-cléido-mastoïdien. Intégrité parfaite du ventre postérieur du digastrique, de l'artère occipitale et du nerf facial.

Les deux fractures produites et examinées, nous avons scié la boîte crânienne et examiné sa surface interne. Aucune lésion cérébrale ou méningée. Sinus complètement intact ; la lame compacte interne de la portion mastoïdienne du temporal complètement saine. Mais nous avons été frappé de la minceur de la paroi osseuse qui séparait le sinus latéral des cellules mastoïdiennes ouvertes par la fracture ; cette lame de tissu compacte était très-transparente et un léger effort a suffi pour la rompre. Aucun trait de fracture à la base du crâne, pas plus qu'à la voûte.

DEUXIÈME EXPÉRIENCE (1). — Homme de 38 ans, peu musclé, d'aspect assez chétif, cependant le processus mastoïdien paraît bien développé. Nous avons commencé par la région mastoïdienne gauche. Le coup de marteau, mal dirigé, est venu frapper un peu au-dessus de la base de l'apophyse mastoïde ; le bruit caractéristique annonçant

---

(1) Les expériences suivantes seront exposées brièvement pour éviter de nombreuses répétitions. Nous ne signalerons que les faits particuliers qu'elles auront présentés, et dirons surtout en quoi elles ont différé des deux cas de la première expérience qui peuvent être pris pour types.

-une fracture s'est produit. Cependant le palper ne trouve aucune lésion sur l'apophyse. La dissection confirme ce fait, mais elle montre une fêlure de la partie sus-jacente. On scie de suite le crâne, et l'on trouve une fracture longitudinale du rocher.

Aucune expérience n'a été faite sur l'apophyse mastoïde du côté droit.

TROISIÈME EXPÉRIENCE. — Homme de 41 ans, très-vigoureux, fortement musclé. Développement très-marqué des deux apophyses mastoïdes.

Côté droit. Le premier coup de marteau a produit une fracture complète avec plaie peu étendue, mais communiquant largement avec le foyer de la fracture. Le coup a porté vers le sommet de l'apophyse mastoïde. Le périoste est détruit, sur toute la périphérie, sauf quelques tractus que l'on voit à la partie interne. L'apophyse, détachée du reste du temporal, est oblique de haut en bas et de dehors en dedans; les fragments, légèrement écartés à leur partie externe, se touchent et sont en contact à leur partie interne.

Sous le périoste, nous trouvons le fragment osseux, formé par l'apophyse mastoïde, complètement intact (sauf quelques petites esquilles à sa partie supérieure); la lamelle périphérique de tissu compacte n'est nullement séparée en plusieurs parties comme dans les deux cas de la première expérience. Mais il faut dire que chez ce sujet, et seulement de ce côté, les cellules mastoïdiennes étaient très-peu développées, et la lame de tissu compacte offrait une épaisseur remarquable. Cette disposition doit rendre compte de la composition du fragment; nous n'avons observé dans aucun autre cas cette disposition.

La fracture a intéressé la base de l'apophyse, un peu obli=

quement en bas et en dedans. Le fragment détaché mesure 24 millim. sur sa face externe.

Côté gauche. Le premier coup de marteau a produit une lésion, mais très-limitée. On ne trouve qu'un petit fragment gros comme un haricot (1 cent. sur 5 mill.) formé par le sommet de l'apophyse mastoïde ; il adhère assez intimement au reste de l'os par son revêtement périostique en grande partie respecté.

Le crâne est scié ; on ne trouve aucune lésion, ni osseuse ni vasculaire,

QUATRIÈME EXPÉRIENCE. — Femme de 35 ans. Bon développement des apophyses mastoïdes.

Côté gauche. Le premier coup de marteau a bien porté sur l'apophyse mastoïde, mais il n'a produit qu'une fracture incomplète, un simple enfoncement de la table externe.

Côté droit. Fracture complète de l'apophyse mastoïde au premier coup de marteau. La région présente une plaie assez étendue, communicante. La fracture est facilement appréciable à la vue d'abord, mais surtout au palper. La saillie mastoïdienne a presque disparu dans sa partie inférieure ; au-dessus, on trouve un bord tranchant horizontal. Le fragment osseux détaché s'est porté en masse vers le plan médian ; le déplacement a eu lieu suivant l'épaisseur. Le périoste est entièrement déchiré au niveau de la fracture ; on n'en trouve plus aucun vestige même à sa partie interne.

Le fragment formé par l'apophyse présente une longueur de 17 mill., sur sa face externe comme sur sa face interne, car la fracture qui a intéressé la base même de l'éminence mastoïdienne est presque horizontale.

Ce fragment est composé de plusieurs parties osseuses réunies intimement les unes aux autres par le périoste :

ainsi, au premier abord, on aurait cru le fragment intact ; le fait n'est apparu que quand le périoste a été enlevé. On constate également deux ordres de parties osseuses, les unes périphériques, plus grandes, les autres centrales, beaucoup plus petites.

L'inspection du crâne, ouvert par un trait de scie, ne montre aucune lésion des os ou du sinus.

Cinquième expérience. — Homme de 49 ans, robuste, très-musclé. Les processus mastoïdiens sont sains et bien développés.

Côté gauche. Du premier coup de marteau, nous déterminons une fracture complète. Les téguments présentent une solution de continuité communiquant avec le foyer de la fracture.

Le fragment détaché présente une longueur de 22 mill. sur sa face externe, et de 18 mill. seulement sur l'interne ; la fracture est, en effet, assez oblique en bas et en dedans.

L'apophyse a subi un mouvement de déplacement suivant sa direction ; le sommet seul est incliné en dedans ; les fragments sont en contact en dedans, et s'écartent dans leur partie externe. Le périoste est rompu sur la plus grande partie de la fracture ; toutefois en dedans, une portion assez notable a été respectée.

Le fragment inférieur est composé de plusieurs portions osseuses, intimement réunies par la coque périostique. Du côté du temporal, on trouve quelques petites esquilles et une fêlure qui se dirige en haut et en arrière vers l'occipital ; mais elle s'arrête au niveau de la suture temporo-occipitale.

Côté droit. Le premier coup de marteau donne un résultat analogue. Les parties molles sont lésées dans une petite étendue.

Le fragment osseux détaché est peu volumineux. Il ne

mesure que 12 mill. sur ses deux faces, car la fracture est horizontale de dehors en dedans. Mais elle est assez oblique de haut en bas et d'arrière en avant, de sorte que le bord, antérieur du fragment est plus court que le postérieur.

Le déplacement a encore eu lieu suivant la direction ; mais le sommet de l'apophyse s'est incliné en avant et non en dedans. Aussi, l'écartement qui est d'ailleurs peu accusé, n'a-t-il lieu qu'en arrière.

Le fragment est d'ailleurs formé de plusieurs portions osseuses intimement réunies par le périoste. Celui-ci est en grande partie respecté, sauf à la partie postérieure.

Le crâne est ouvert avec la scie, on trouve les os et les sinus intacts. La fêlure mastoïdienne, que nous avons observée du côté gauche, n'a pas intéressé la table interne.

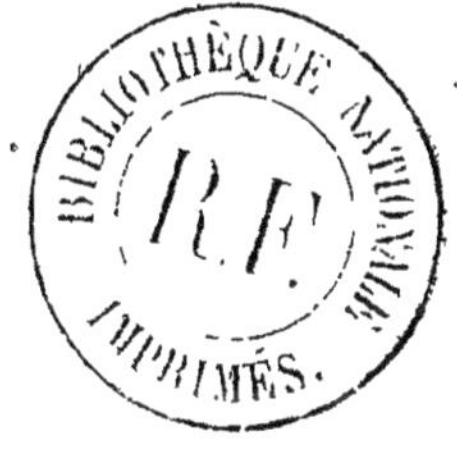

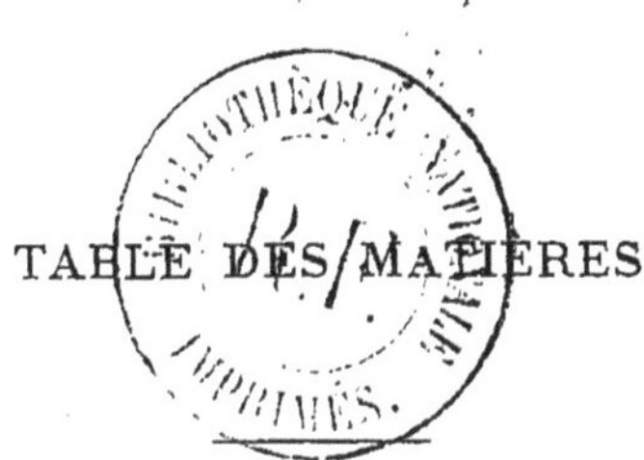

TABLE DES MATIÈRES

A. Parent, imprimeur de la Faculté de Médecine, rue Mr-le-Prince, 31.

9 782019 627416